피부·미용 시술동영상과 저자 직강 녹음강의로 쉽게 배우는

리프팅 스킨부스터·고주파 하이푸·실리프팅 실전 진료 매뉴얼

저자 소개

서준빈

- 고려대학교 의과대학 졸업
- 고려대학교 의과대학 석사
- 가정의학과 전문의
- 現 밝은얼굴의원 대표원장
- 前 미소가인피부과 원장
- 前 아토미 알레르기클리닉 원장
- 대한가정의학회 피부질환연구회 주관강사
- 대한가정의학회 춘추계학술대회 피부질환 강사
- 실전진료워크숍 피부질환파트 강사
- 의사포털사이트 닥터빌 강사
- 대한피부모발의학회 정회원
- 대한미용성형레이저의학회 정회원

저서) 동영상으로 쉽게 배우는 피부진료 실전 매뉴얼(2022년 7월)
보톡스와 필러 실전 진료 매뉴얼(2025년 6월)
레이저 실전 진료 매뉴얼(2025년 7월)

송은경

- 아주대학교 의과대학 졸업
- 가정의학과 전문의
- 現 어울림의원 원장
- 前 청담 Ang클리닉 원장
- 前 닥터포유클리닉 강남점/논현점 원장
- 前 압구정 위성호피부과의원 원장
- 前 제주 슬로우성형외과 피부과 원장
- 前 예쁨주의쁨 제주점 원장
- 대한미용성형레이저의학회 정회원
- 대한피부모발의학회 정회원

저서) 보톡스와 필러 실전 진료 매뉴얼(2025년 6월)

머리말

처음 강의를 맡았을 때에는 다섯 번의 강의를 알차게 구성해서 해야한다는 부담감이 많았는데, 강의 준비를 시작하고 나니 나름 재밌고, 저도 틈틈이 공부를 하면서 지내고 있습니다.

사실 피부 미용에 대한 강의는 많이 있습니다. 큰 학회에서 하는 규모가 큰 학회 강의에서부터, 핸즈온 코스로 진행되는 소규모의 강의, 관련 제조사에서 하는 강의까지... 피부 미용 시장이 커지고, 이 쪽에서 일하시는 선생님들께서 많아지면서 이에 대한 강의도 엄청나게 늘어났습니다. 하지만 그 많은 강의 속에서도 아쉬운 점이 있다면, 이제 피부 미용계에 갓 입문하신 분이나 아직 초보인 분들을 위한 부분이 아닐까 싶습니다. 이 분야에 이제 막 입문하신 분들에 대한 강의는 있지만, 세세한 내용까지 전달하기에는 시간이 부족하거나, 아주 기초적인 내용이라도 편히 소통하면서 질문과 답을 얻을 수 있는 강의는 찾기 힘듭니다.

실전진료워크숍(닥터스북)에서 하는 그 동안의 다른 분야 강의를 들으신 분이라면 아시겠지만, 이 곳에서 하는 강의는 정말 기초적인 내용까지 다루면서도, 당장 내일이라도 적용할 수 있는 실용적인 내용들을 다룹니다. 그러면서도 '이런 것까지 물어봐도 되나' 싶을 정도의 내용들도 같이 공유하고 소통하면서 답을 알아갈 수 있기 때문에 피부 미용에 처음 입문하시거나 아직 모르는 내용들이 많은 분들께 유익하면서도 편하게 들으실 수 있는 강의라 생각됩니다. 저 역시도 이전에 피부질환 진료를 했을 때와 마찬가지로 어렵지 않은 내용을 담으면서도 실용적인 부분을 많이 다루는 방향으로 강의를 준비하고 있습니다.

피부 미용 분야가 블루오션은 아닙니다. 이미 많은 분들이 들어와 계시고, 앞으로 많은 의사분들이 새로 유입될 것입니다. 하지만 시장 자체의 수요도 늘고 있습니다. 병원의 형태는 여러분의 생각이나 상황에 맞게 다양한 모습으로 하실 수 있지만, 시술에 대한 것은 기본이 있고 지켜야 할 부분들이 있습니다. 결과가 좋고 부작용을 피할 수 있는 방법들을 공부하시고, 이 강의들을 바탕으로 그 위에 하나하나 다양한 시술들을 더하셔서 미용의료계의 고수가 되시고, 이 업계의 강자가 되시길 기대합니다.

2025년 9월

서준빈 · 송은경

목차

★ 리프팅 1_서준빈 원장님

리프팅(Lifting) 3
타이트닝(Tightening) 3
리프팅의 목적과 환자의 기대 효과 4
대략적인 리프팅 시술 비교 4
피부 노화 기전-표피 변화 6
피부 노화 기전-진피 변화 7
피부 노화 기전-지방 패드의 위축 9
피부 노화 기전-안면 유지 인대 및 SMAS 변화 14
피부 노화 기전-근육 변화 20
피부 노화 기전-골격 변화 23
피부 노화에 대한 치료는 다각도로 접근 26
리프팅 대상 파악 및 치료 결정 흐름 27
환자의 주요 고민 파악 28
몇가지 촉진 팁 30
리프팅 장비별 비교 32
고주파(RF) 장비 33
고주파 리프팅 원리 33
고주파 리프팅 장비의 효과 35
단극성 고주파 장비 37
유니폴라(Unipolar) 37
써마지(Thermage) 39
양극성 고주파 효과 50
인모드(InMode) 51
다극성 고주파 장비 57
스킨부스터란? 61
스킨부스터 종류 61
스킨부스터 선택 62
히알루론산(물광주사) 63
더마샤인 67
PDRN(연어주사) 68
PDRN 효과 69
PDRN 믹스 70
물광 PDRN 인젝터 준비 71
물광 PDRN 준비 71
PN(polynucleotide) 72
PN 효과 73
리쥬란 종류 74
시술 방식 75
PN 시술 준비 75
PN 주사 주기 및 용량 76
PN(리즈네) 시술 후 77
시술 후 관리 및 주의사항 77
엑소좀(Exosome) 78
엑소좀 효과 79
엑소좀 시술 79
리투오(Re2O) 80
리투오 시술 주기 및 방법 81
리투오 기록지 81

★ 리프팅 2_송은경 원장님

스킨부스터 86
PLA(Polylatide or Polylactic Acid) 87
PLLA(Sculptra...) 89
PDLLA(Poly-D, L-Lactic Acid, 쥬베룩) 90
리쥬란과 쥬베룩 비교 91
스컬트라와 쥬베룩 볼륨의 비교 91
스컬트라 수화와 시술 92
쥬베룩의 수화 준비 92
PDO 울트라콜의 수화 및 시술 94
CaHA 부스터(레디어스) 95
레디어스의 희석과 시술 96
기타 성분의 폴리머 97
진피형 부스터 : 인젝터를 이용한 주입 99
볼륨형 부스터 : 케뉼라를 활용한 주입 100
시술 중 주의 사항 100
시술 과정(수기 주사/인젝터 사용) 101
2WAY 믹스 영상 102
진피형 부스터 전후 CASE 102
볼륨형 부스터 전후 CASE 103
시술의 부작용 107
HIFU(High-Intensity Focused Ultrasound) 113
울쎄라의 등장 115
슈링크(유니버스) 116
다른 국산 하이푸 장비들 117
하이푸 시술의 적용 118
울쎄라 시술의 특징 118
울쎄라 시술의 가이드 라인 120
울쎄라의 바디 적용 122
울쎄라의 경미한 부작용 122
울쎄라의 심각한 부작용 123
하이푸 장비와 다른 시술들과의 조합 124
레이저 리프팅 124
실리프팅의 개요 127
실의 종류 127
얼굴 실리프팅을 위한 해부학적 고려 사항 134
실리프팅의 준비 136
통증관리 : 마취 136
시술벡터 : 정방향 vs 역방향 137
실 삽입의 여러 예시 139
실리프팅의 부작용과 처치 148
실을 제거해야 하는 경우 152
실 제거하는 방법 152
실루엣소프트의 디자인과 시술 154
실리프팅 시술 초반기의 유의사항 158

부록 DVD 구성

부록으로 제공되는 DVD에는

① 리프팅 시술동영상

② 저자 직강 녹음강의.mp3 파일이 탑재되어 있습니다

➘ 시술동영상 리프팅 1(서준빈 원장님)

PN(리즈네) 시술동영상

물광PDRN 시술동영상

써마지 시술동영상

➘ 시술동영상 리프팅 2 (송은경 원장님)

2WAY믹스 동영상

볼륨 생성형 부스터 케뉼라 시술동영상

스컬트라 수화와 시술 참고영상

스킨부스터 인젝터 시술동영상

울쎄라 시술동영상 1

울쎄라 시술동영상 2

➘ 저자 직강 녹음강의.mp3 (리프팅 1_서준빈 원장님)

➘ 저자 직강 녹음강의.mp3 (리프팅 2_송은경 원장님)

→ 녹음실에서 녹음한 것과 같은 잡음없는 녹음기술 적용!!!

리프팅 1

– 서준빈 원장님

미용 입문자를 위한 리프팅의 기초

서준빈
밝은얼굴의원

Derma Start 시리즈

1강: 보톡스, 필러
2강: 기본 색소 레이저 장비에 대한 이해와 색소 질환 치료 적응
3강: 리프팅 관련 피부 노화에 대한 이해와 기본 리프팅 장비 적용
4강: 여드름, 여드름 흉터, 모공 치료에 대한 다양한 접근
5강: 흔히 볼 수 있는 피부 질환에 대한 진단과 실제적인 처방법

리프팅(Lifting)

- 노화로 인해 처진 피부나 연조직을 상향시켜 탄력을 회복
- SMAS층, ligament, fat pad 등 피부 깊은 층의 구조에 작용
- 상향시킨다 → 중력을 거슬려 피부를 끌어올린다?
- 과연 리프팅 장비로 그 정도까지 가능할까?
- 나이를 들어감에 따라 이전에 효과 있었던 시술도 나중에 똑같이 효과가 있을까?
- HIFU, 실 리프팅, 거상술(수술)

타이트닝(Tightening)

- 피부 조직의 탄력 저하를 개선하여 피부를 조이는 효과를 주는 치료
- 피부 밀도의 증가, 탄력/ 잔주름 개선
- 진피층에 있는 콜라겐과 같은 탄력 섬유에 작용
- RF, needle RF, 스킨부스터
- 피부 표면의 질감을 잡는 느낌
- 리프팅과 타이트닝은 다른 개념이기는 하지만
  실제 임상에서는 구분없이 사용되기도 함

리프팅의 목적과 환자의 기대 효과

- 처짐 개선
- 피부 탄력 회복
- 얼굴 윤곽(턱라인) 정리
- 환자들 대다수는 손가락으로 피부를 역방향으로 살짝 당기면서 '이 정도만 되면 좋겠어요' 라고 말함
- 주름, 모공 등의 개선

대략적인 리프팅 시술 비교

시술 방법	침습도	회복 기간	유지 기간	특징
HIFU	낮음	짧음	중간	깊은 SMAS층 자극
RF	낮음	짧음	짧음~중간	표피~진피 열 자극
실리프팅	중간	중간	중간~김	즉각적 리프팅 효과
안면거상술	높음	김	김	확실한 구조적 개선

피부 노화에 대한 이해

환자 상태에 대한 파악과 적절한 치료 선택 및

조합을 위한 기초 지식 쌓기

피부 노화 기전

- 표피층 얇아짐 → 피부 장벽 약화
- 진피층의 콜라겐/ 엘라스틴 감소 → 탄력 저하
- 피하 지방층 위축 및 하강 → 볼륨 감소
- 인대, 근육의 이완 → 피부 처짐
- 골격의 구조적인 변화

피부 노화 기전- 표피 변화

- 표피층 얇아짐 → 피부 장벽 기능의 저하로 인해 TEWL↑ → 피부 건조 및 민감도 증가
- 멜라닌 세포 변화: melanocyte 10년 마다 10-20% 감소 (특히 안면, 손등) → hypo
- 멜라닌 생성 불균형: 남아 있는 melanocyte 기능은 오히려 과활성화 → 검버섯과 같은 색소 발생
- 피부 내 멜라닌 분포 불균형 → 노화된 피부에서 국소적으로 색소 침착+탈색

피부 노화에 따른 변화

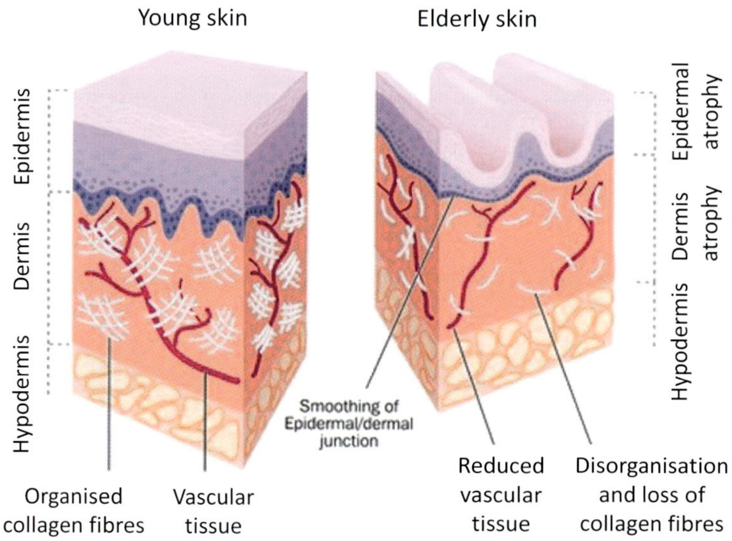

피부 노화 기전- 진피 변화

- 진피(dermis)층은 피부 두께와 탄력, 구조적 안정성을 담당하는 핵심적인 층
- 노화 시 구조적, 기능적 퇴화 가장 뚜렷이 나타남
- 대부분의 리프팅, 탄력 치료의 타겟 층
- 콜라겐 감소(type I,III)
  → 피부 두께 감소, 탄력 저하, 주름
- 엘라스틴 파괴 → 복원력 상실, 늘어진 피부
- GAGs(글리코사미노글리칸) 감소
  → 수분 감소, 건조

진피 변화- 콜라겐 감소 및 구조 변화

- 20대 중후반부터 매년 1%씩 콜라겐 감소
- Type I/III 콜라겐 비율 변화
- Cross-linking 저하 → 구조적 안정성 저하
- 배열이 무질서 해지면서 탄성 저하
- 전반적으로 콜라겐 분해가 촉진되고 새로운 콜라겐 합성은 억제 → 치료에 대한 반응도 젊은 연령층에 비해 떨어짐
- 결과적으로 피부가 얇아지면서 처짐

진피 변화- 엘라스틴 손상

- 엘라스틴 감소 + 변성된 엘라스틴 축적
- 자외선에 의해 엘라스틴 구조가 변형이 되고, 이것이 진피 상부에 축적
- 피부가 늘어지면서 복원력 저하
- 피부 표면이 거칠고 두툼하고 딱딱한 느낌의 나무껍질 같은 질감을 띔 → 광노화

피부 노화에 따른 변화

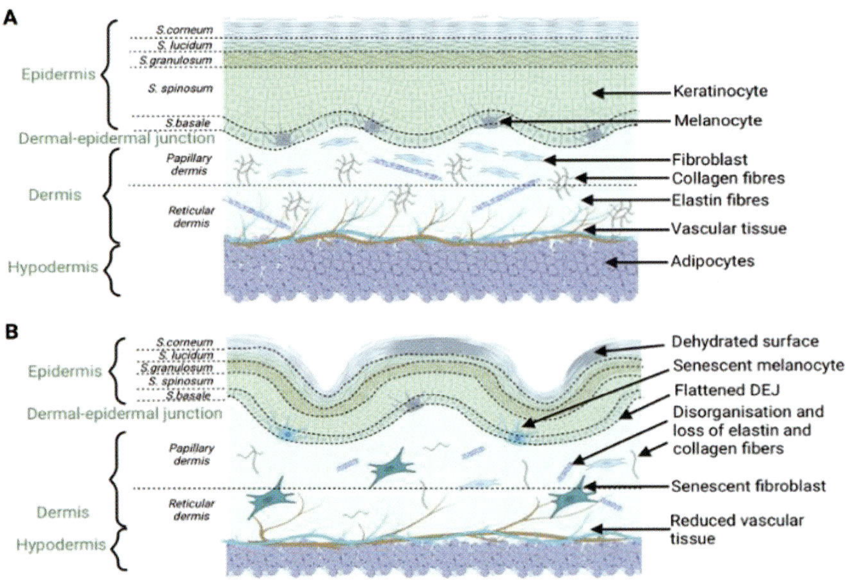

진피층 변화

요소	노화 시 변화	임상 결과
콜라겐	양↓, 질 저하	주름, 탄력 저하, 피부 얇아짐
엘라스틴	변성 축적	늘어짐, 복원력 저하
GAGs	수분 유지↓	건조함, 잔주름
섬유아세포	수↓, 기능↓	재생력 감소, 시술 반응도 저하

피부 노화 기전- 지방 패드의 위축

- 지방 패드 위축(fat pad atrophy)
- 지방 세포 수 감소 + 지방 세포 내 지방량 감소
- 얼굴이 납작해지고 마르고 꺼져 보임(tear trough, mid-cheek, temple), 입술, 턱선
- 얼굴 지방의 57%는 SMAS 위, 43%는 SMAS 아래 위치
- 얼굴 전체 지방의 절반이 볼에 집중 → 노화에 직격(?)
- 필러, 지방 이식, 리프팅

Superficial fat compartments

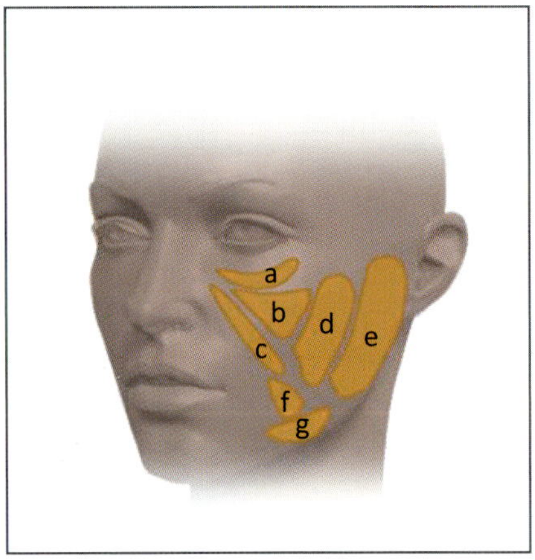

- a: infraorbital fat
- b: medial cheek fat
- c: nasolabial fat
- d: middle cheek fat
- e: lateral cheek fat
- f: superior jowl fat

Deep fat compartments

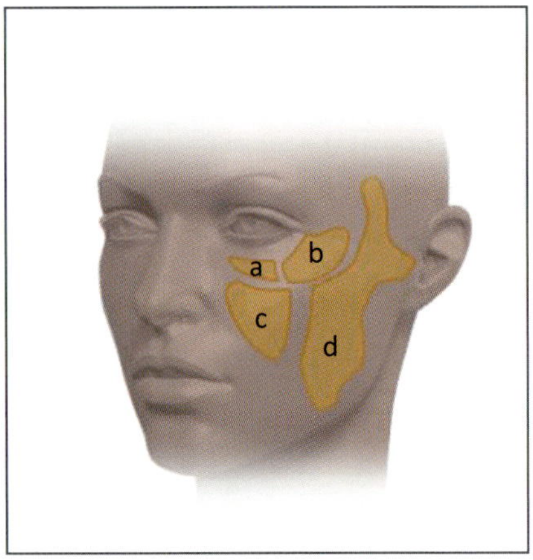

- a: medial sub-orbicularis oculi fat
- b: lateral sub-orbicularis oculi fat
- c: deep medial cheek fat
- d: Buccal fat

Fat pad atrophy

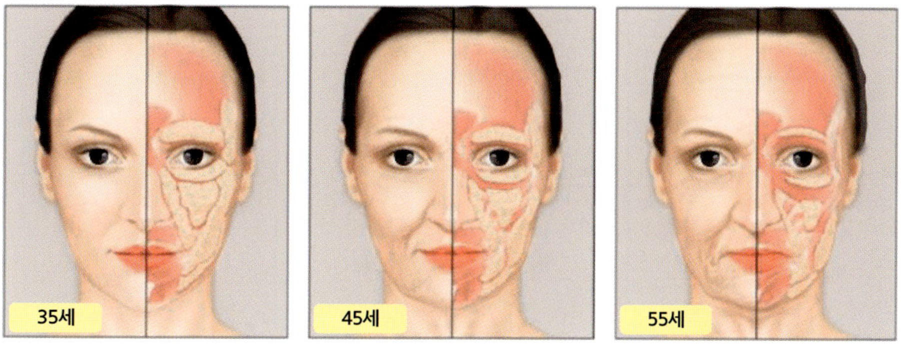

지방 패드 하강(Fat pad descent)

- 지방 패드 위축 및 하강
  → 볼륨 소실, 팔자/ 마리오네트 라인 심화
- 안면 지방층의 불균형 재배치
  → 중안면부(mid-face)가 납작해지고 하안면부는 볼록해짐
- 지방 패드의 하강:
  지지구조의 약화로 지방 패드가 아래로 처짐
  → 중력 및 반복적 표정이 영향
  → 팔자주름, 마리오네트라인, 불독살(jowl)
- 좀 더 물리적으로 당겨줄 수 있는 시술: HIFU, 고주파, 실리프팅, 거상술

지방 패드 간 경계 변화

- Compartment boundary distortion
- 지방 패드(SOOF, medial cheek fat, buccal fat pad 등) 사이 경계가 흐려지면서 개별 패드의 위치, 부피 변화로 인해 얼굴 윤곽이 무너짐
- 볼륨의 조화가 깨지면서 볼 꺼짐, 처짐 등이 발생

피부 노화에 따른 피하지방층의 변화

변화 항목	노화 변화 양상	결과/임상 특징
지방패드 위축	부피 감소	꺼짐, 납작한 인상
지방패드 하강	중력 및 지지구조 약화로 이동	팔자, 불독살, 중안면부 처짐
경계 구조의 흐트러짐	compartment 사이의 위치/형태 왜곡	얼굴 윤곽 비대칭, 부조화
지방세포 기능 저하	성장인자 감소, 염증증가	피부 재생력 저하, 염증성 환경 형성

Fat pad 변화에 따른 노화

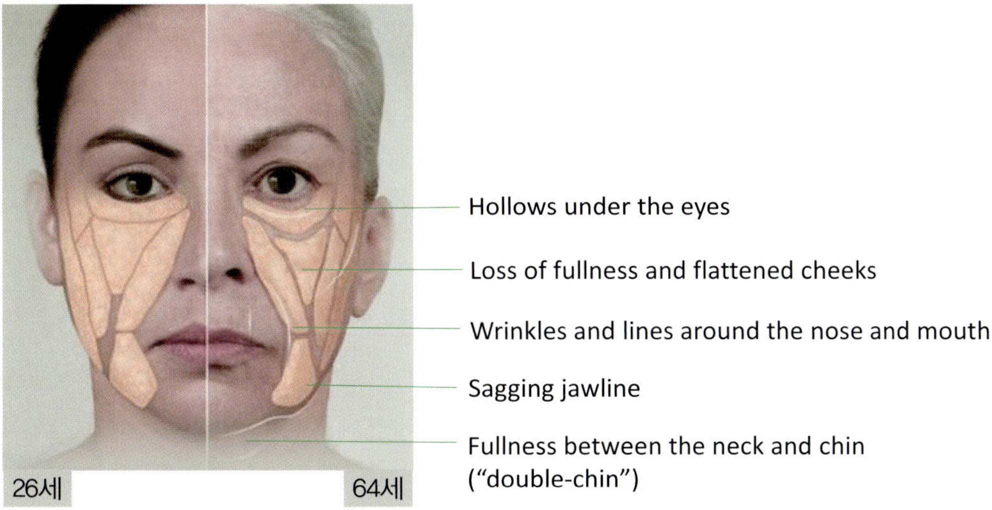

Fat pad 변화에 따른 노화

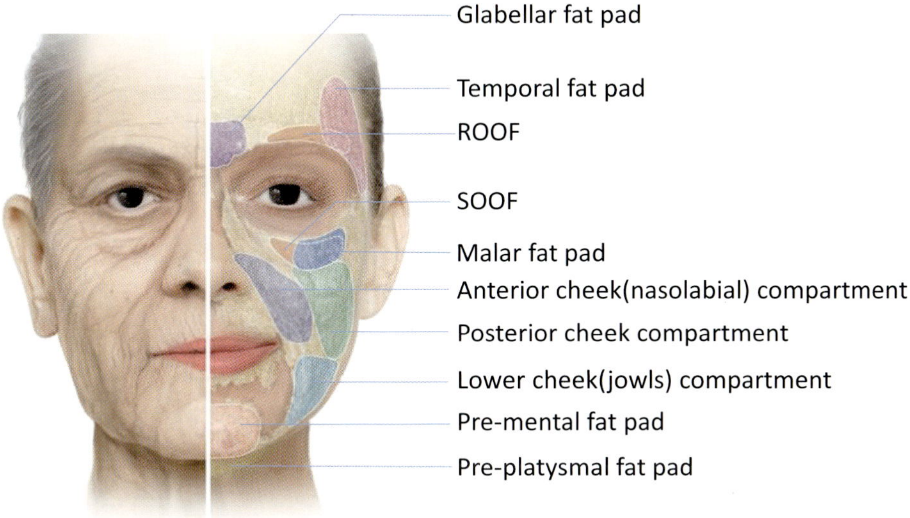

피부 노화 기전 -안면 유지 인대 및 SMAS변화

- 안면 거상에 관련된 중요한 2개 구조:
  facial retaining lig + SMAS
- Retaining ligament 이완
  → 구조적 지지 약화, 피부 처짐
- SMAS층 탄성 저하 → 심부 리프팅 필요성 증가
- 얼굴인대: true retaining ligaments + false ligaments
  → 피부 및 피하지방층을 골막에 고정시키는 역할

Facial retaining ligaments

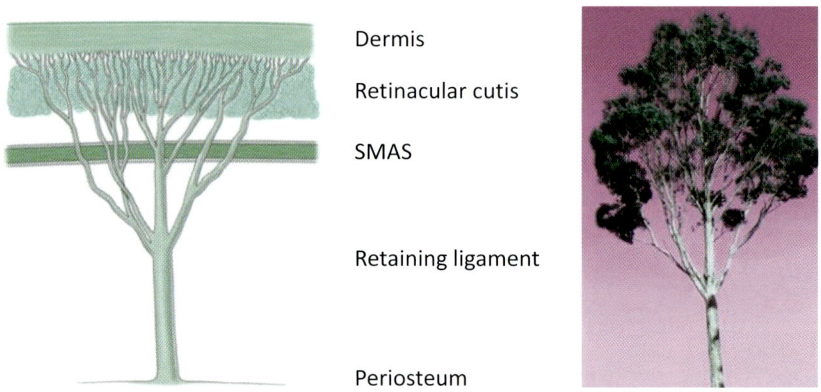

< Anatomy of the aging face : Bryan Mendeison & Chin-Ho-Wong >

Facial retaining ligaments

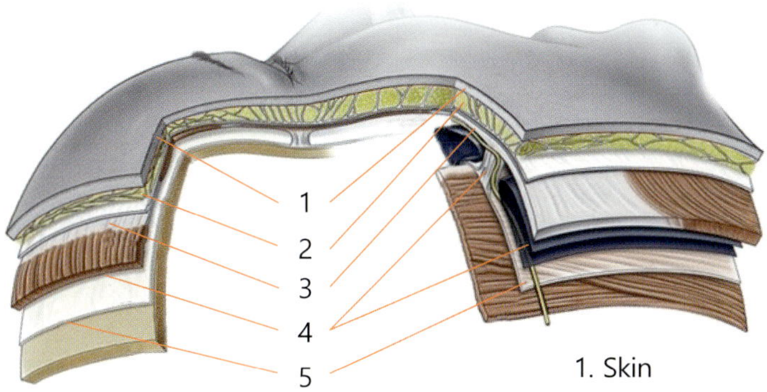

1. Skin
2. Subcutaneous
3. Musculo-aponeurotic
4. Retaining ligaments and spaces
5. Periosteum and deep fascia

노화에 따른 인대 변화

- 장력 감소: 콜라겐, 엘라스틴의 퇴화로 인해 인대가 느슨해짐
- 늘어짐(laxity): malar, mandibular retaining lig. 가 약해져 피부와 피부 조직이 처짐
- 고정력 약화: 피하지방과 SMAS층을 지탱해 주던 힘이 줄어들면서 팔자주름, 마리오넷 주름, 턱선의 늘어짐 등이 발생
- Fat pad의 이동에도 기여

Facial retaining ligaments

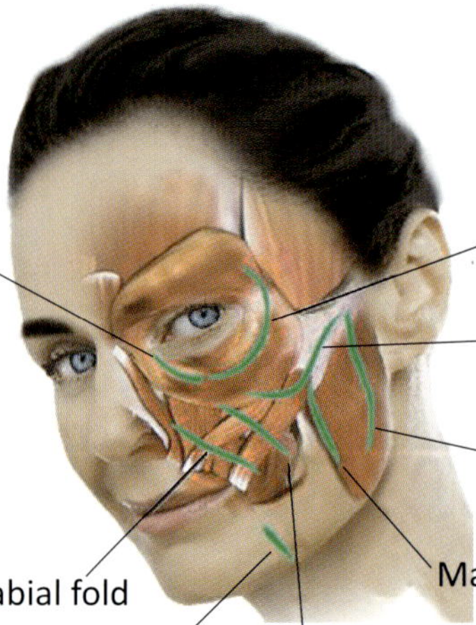

Retaining ligament 약화 시 증상

인대 이름	해부학적 위치	지지 구조물	약화 시 증상
Orbital retaining ligament (또는 orbicularis retaining ligament)	눈둘레근 주변, 눈밑	하안검 피부, 중안면 연부조직	눈밑 볼록함(eye bag), tear trough, 중안면 함몰, 눈밑주름 증가
Zygomatic ligament (또는 McGregor patch)	광대뼈 전면, 광대 아치 부위	중안면 피하지방 (malar fat pad)	팔자주름(nasolabial fold), 중안면 처짐, 볼 볼록함(Malar mound)
Masseteric cutaneous ligament	교근 외측, 측면 광대 아래	측면 볼 살	측면 볼 살 처짐, 턱선 불분명(jowling)
Mandibular ligament	하악선 상부, marionette line 부위	입가 주변 연부조직	마리오넷 주름, 턱선 무너짐, 입꼬리 하강
Platysma-auricular ligament	귀 앞뒤, 턱선 하부	광경근-안면 연결부	측면 턱선 처짐, 이중턱 강조
Temporal ligamentous adhesion	측두근막-측두피부 연결부	이마~눈썹 측면	눈썹 처짐, 눈가 주름 증가(crow's feet), 측두부 꺼짐

Facial aging as related to retaining ligaments

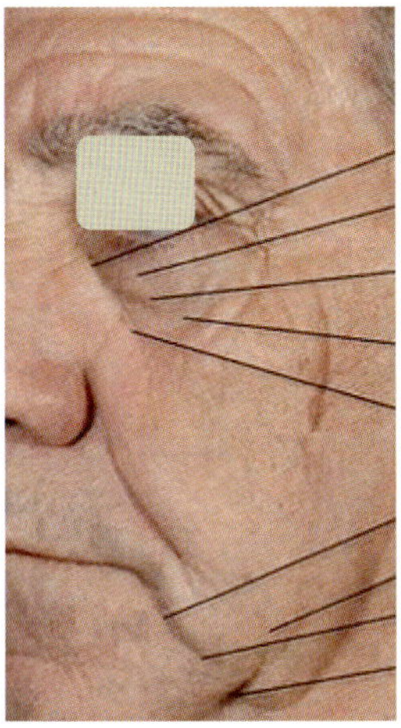

- Retaining lig의 약화뿐만 아니라 연령 증가에 따라 체중 변화, 골격 변화, 콜라겐 감소 등의 복합적인 요인에 의해 발생되고 가속화
- 인대 기능과 위치를 고려하여 에너지를 전달할 타겟과 실 고정 위치 등을 정함

SMAS(Superficial musculoaponeurotic system)의 변화

- SMAS: 피하 지방 아래, 안면 근육 위에 위치한 근막성 층
- 표정근과 피하 지방을 연결하며, 얼굴의 움직임 및 윤곽 형성
- 귀 뒤에서 시작되어 얼굴 전면과 목까지 연결되는 연속적인 섬유층

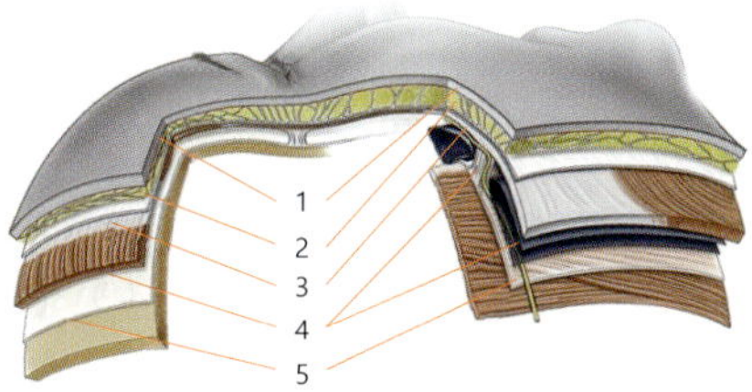

1. Skin 2. Subcutaneous 3. Musculo-aponeurotic
4. Retaining ligaments and spaces 5. Periosteum and deep fascia

SMAS

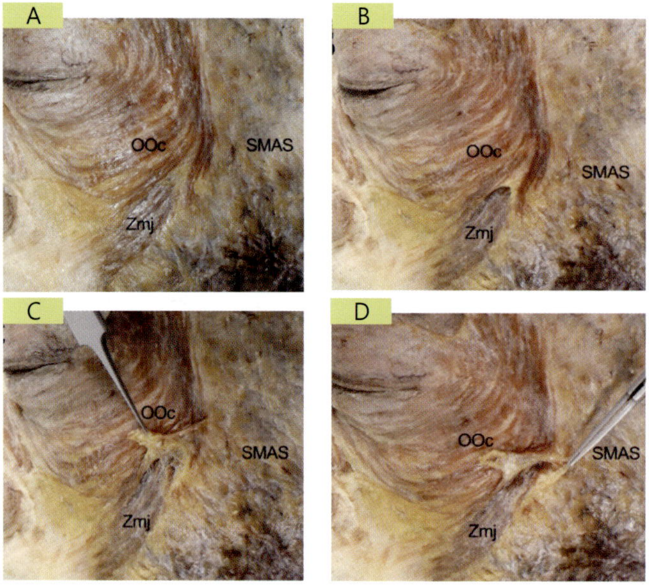

노화에 따른 SMAS 변화

- SMAS 자체 탄력 저하: 콜라겐 감소 및 조직 이완
- 지지 기능 약화
  → 피하 지방과 근육 사이 연결력이 줄어 피부 처짐 유발
- SMAS 변형 및 얇아짐
  → 중안면(midface)과 하안면(lower face)에서 두드러짐

노화에 따른 SMAS 변화

변화	설명
탄력 감소	콜라겐, 엘라스틴 감소로 인해 SMAS의 지지력 저하
얇아짐	근막층이 위축되어 피하지방과의 경계가 흐려짐
이완	중력과 반복적인 표정 운동으로 인해 SMAS가 아래로 처짐
위치 변화	중안면에서 하안면으로 SMAS와 연부조직이 이동

SMAS 변화에 따른 증상

부위	SMAS 변화	대표 증상
이마~눈썹	SMAS(측두-전두부 연장) 이완	눈썹 처짐, 이마 주름, 눈꺼풀 덮임(pseudoptosis)
눈 밑~광대	malar fat pad 하강, 중안면 SMAS 이완	광대 처짐, tear trough, 팔자주름 심화
볼~입 주변	SMAS 이완 및 지방패드 하강	팔자주름, 마리오넷 주름, 볼 볼록함, 볼 꺼짐 동시 발생
턱선	하안면 SMAS 및 연부조직 하강	불분명한 jawline, jowl 형성(턱선 아래 볼살)
목 부위	SMAS와 platysma 연결 약화	이중턱, 목주름, 플라티스마 밴드 노출

피부 노화 기전-근육 변화

- 표정근의 과도한 사용 또는 약화
  → 동적 주름(미간, 이마, 눈가 등)
  → 정적 주름으로 자리잡음
- 전에는 해당 근육이 움직여야 생겼던 주름들이 가만히 있어도 존재

근육량 감소

- 노화에 따라 얼굴 표정근도 점차적으로 위축
- 특히 볼륨이 적은 근육들이 더 빠르게 감소 (orbicularis oculi, orbicularis oris, zygomaticus)
- 근육의 위축 → 지지력 감소, 지방 재배치, 피부 처짐

근육의 기능적 변화

변화 유형	설명	임상적 결과
과사용 (Hyperactivity)	일부 근육은 노화에 따라 더 많이 사용됨 예: glabella, orbicularis oculi	주름 형성(이마, 눈가 주름), 표정 굳어짐
불균형 (Imbalance)	상·하안면 근육간 힘의 균형이 깨짐	비대칭, 눈꺼풀/입꼬리 처짐 등 발생
기능 저하	신경 전달 감소, 근육의 반응성 저하	표정 둔화, 리프팅 효과 감소

근육 위치 변화

- 근막 이완 등에 따라 중력에 따라 근육 위치 하강
- 반복적인 표정 짓기, 노화에 따른 볼륨 감소 등에 의해 근육 위치 하강이 가속화됨
  → 눈썹 처짐, 입꼬리 처짐, 마리오넷라인 뚜렷

근육의 변화에 따른 증상

근육	노화 시 변화	임상적 표현
Frontali	얇아지고 위축됨	이마주름, 눈썹 처짐
Orbicularis oculi	근육 위축&과사용 혼재	눈가주름(crow's feet), 눈꺼풀 느슨함
Zygomaticus major/minor	볼륨 감소, 하강	팔자주름 심화, 미소 시 볼 리프팅 저하
Depressor anguli oris(DAO)	상대적 과활성화	입꼬리 하강, 마리오넷 라인
Platysma	중간 부분 이완, 변연부 수축	목주름, 턱선 흐려짐

노화에 따른 근육의 변화

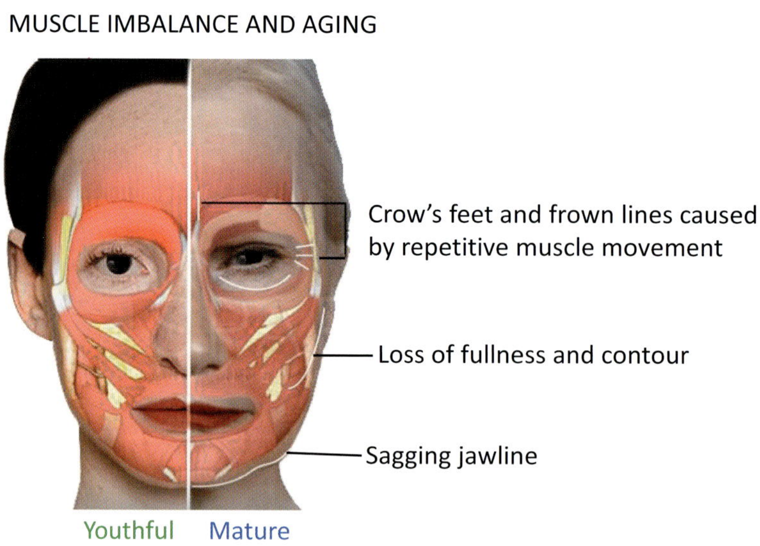

피부 노화 기전-골격 변화

- 골밀도 감소 및 흡수
  → 턱선, 눈 밑, 관자 부위 볼륨 감소
  → 얼굴 윤곽 변화, 노화 인상 강화

골밀도 감소 및 골량 위축

- 노화에 따른 뼈 재형성 속도 감소 → 골소실 발생
- 안면부의 얇은 골격 구조일수록 더 영향을 받음
- 얼굴의 구조적 지지력 감소 → 처짐, 함몰

눈 주위 뼈의 변화

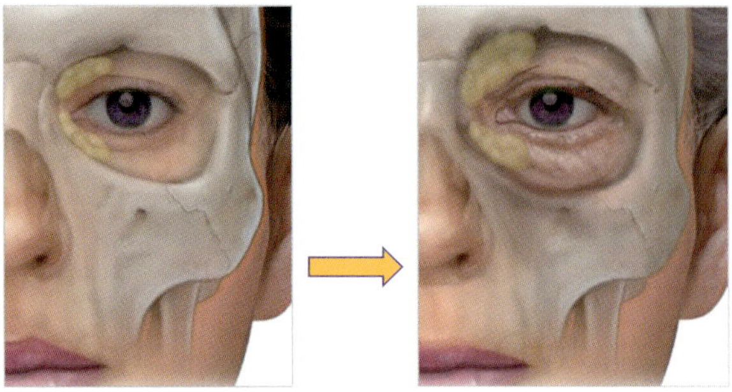

- 안와의 확대
- 안와 테두리 뼈가 후방 및 외측으로 확장
  →눈 밑 골격이 약해짐
- 다크서클 악화, 눈 밑 지방 돌출, 눈꺼풀 처짐

중안면골 후퇴

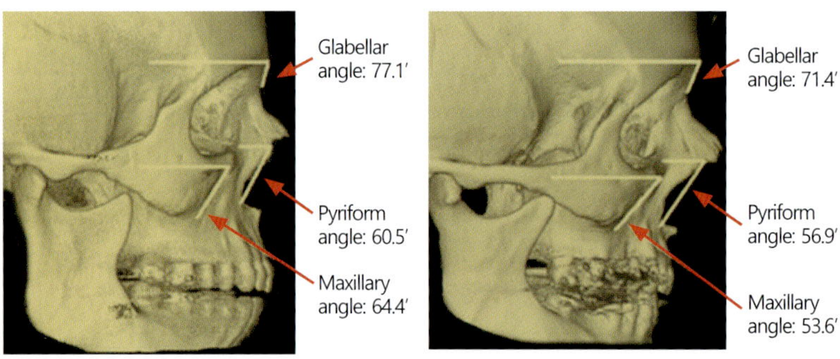

- Maxilla 후퇴하면서 입술 및 코 주변 볼륨이 감소되고 중안면부가 납작해짐
- 팔자주름 심화, 코 옆 꺼짐, 코와 입술 간 거리 증가

하악골 변화

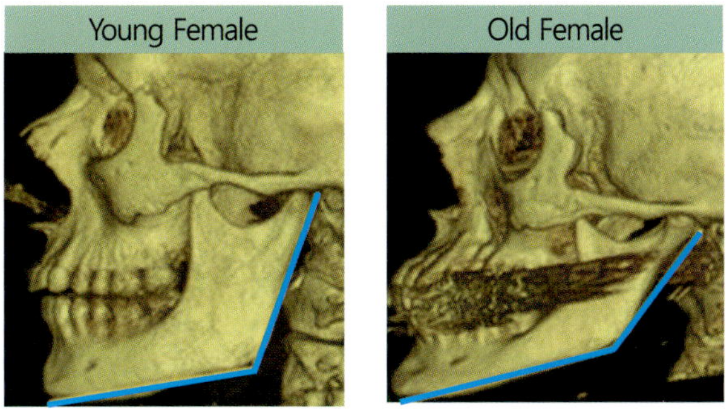

- 하악골 폭 및 각도 변화: 하악 각도 증가, 턱선 둔화
- 턱 라인 불명확해짐, 이중턱, 마리오넷라인 심화

측두골, 관자놀이 함몰

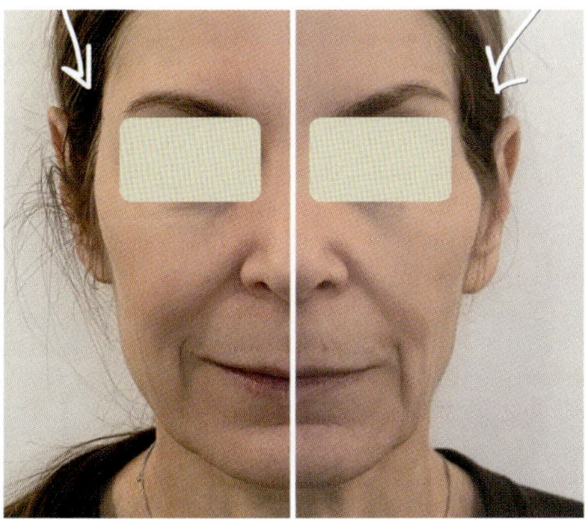

- 측두 부위 골격 감소
- 관자놀이 볼륨 소실
- 필러나 지방이식 등 볼륨을 채워주는 시술

피부 노화에 대한 치료는 다각도로 접근

- 피부 노화로 인한 증상들은 단순히 피부 표면의 문제만이 아니라, 얼굴을 구성하는 다양한 층(layer)의 복합적인 변화로 인해 발생
- 표피/ 진피층, 지방층, SMAS/ 근막층, 지지인대, 근육, 골격
- 단일 원인이 아니기 때문에 단순히 볼륨만 채우거나 피부만 당기는 시술로 해결하기 어려움

다층적 치료 접근

치료 방향	예시
볼륨 보충	필러, 지방이식 등
리프팅&지지 복원	HIFU, 고주파, 실리프팅 등
근육 기능 조절	보툴리눔 톡신
피부 질 개선	레이저, 스킨부스터, 콜라겐 자극술 등
생활습관·예방 관리	자외선 차단, 보습, 항산화 관리 등

리프팅 대상의 상태 파악

1. 리프팅의 필요성
2. 처짐의 원인이 무엇인가: 볼륨, 지지인대, SMAS…
3. 어떤 장비를 선택하고 조합을 할까

리프팅 대상 파악 및 치료 결정 흐름

1. 환자 주요 고민 파악: "턱선이 무너졌어요" "볼꺼짐이 심해요" "입꼬리가 쳐졌어요" 등
2. 원인 분석: 진피층 탄력 저하? 지방 패드 하강? SMAS 이완?
3. 치료 타겟(포인트) 결정: 진피층 타겟 타이트닝, SMAS, 지방층, 인대
4. 시술 방법 결정 및 조합: RF, HIFU, 스킨부스터, 보톡스/ 필러, 실리프팅

환자 주요 고민 파악

- 턱선이 뚜렷하지 않고 동그래 지는 것 같아요, 사진을 찍으면 더해 보여요
  → 불독살(fat pad 하강), SMAS 이완, 지지 인대 처짐

- 볼살이 처지고 늘어져 보여요
  → 중안면의 fat pad 하강 및 소실, 지지 인대 이완

환자 주요 고민 파악

- 피부가 전반적으로 힘이 없고 늘어진 것 같아요, 모공도 늘어지면서 커진 것 같아요
  → 진피 콜라겐 감소, 전반적인 탄력 저하

- 입꼬리가 처져요, 입 주변이 슬프고 우울해 보여요
  → 입꼬리 인대 이완, DAO활동 증가, 중안면 하강

환자의 주요 고민 파악

- 얼굴이 위아래로 길어진 것 같고, 더 아래로 쳐진 것 같아요
  → 연부 조직 하강, 골격 후퇴, 볼륨 소실

- 광대가 내려 앉은 것 같아요
  → malar fat pad 소실, 중안면 하강

환자의 주요 고민 파악

- 팔자 주름이 깊어져요
  → 중안면 볼륨 소실, 지지인대 약화, 피부 탄력 저하

- 눈 밑이 꺼지고 다크서클이 생겨 피곤해 보여요
  → tear trough 함몰, orbital fat 노출, 피부 얇아짐

환자의 주요 고민 파악

- 목 주름이 보기 싫어요
  → platysma 밴드, 진피층 콜라겐 소실, 지방 축적

- 이중턱이 두꺼워요
  → 지방 축적, SMAS 처짐, 지지 인대 약화

- 얼굴이 펑퍼짐해지고 동그라지는 것 같아요
  → 연부조직 하강, SMAS 늘어짐

몇가지 촉진 팁

- 볼, 광대 눌러보기 → 꺼짐 → 볼륨 채우는 방향의 치료

- 팔자 부위 아래로 당겨보기
  → 움직임이 있으면 연조직이 고착되지 않고 유연하게 이동되는 상태 (피부, 지방, SMAS가 어느 정도 탄력성과 유연성 유지) → RF, HIFU 리프팅 장비에 효과

- 반대로 움직임이 없으면 연조직이 유착된 상태이기 때문에 RF나 HIFU에는 반응이 적고 실리프팅이나 거상술 고려

몇가지 촉진 팁

- 입가 눌러보기 → 단단함이 느껴지는 부분은 고정인대 (zygomatic lig, masseteric lig, mandibular lig)→ 실리프팅 할 때 고정점(anchor point)으로 이용 가능
- 두껍고 말랑함 → 지방 위주 → 지방분해 주사, HIFU
- 피부가 얇은데 흐물거림 → 탄력 저하 → RF, 타이트닝

몇가지 촉진 팁

- 두껍고 단단한 느낌
  → 지방 + 근육, 피부 유착 → HIFU + 보톡스, 실 리프팅
- 얇고 자글거린 주름과 함께 잘 잡힘
  → 탄력 저하, 피부 장력 약화 → 고주파, 스킨부스터 등으로 탄력 및 피부 질감 개선
- 거의 잡히지 않고 단단함 → 근육 밴드 → 보톡스

치료 장비

다양한 치료 장비 및 방법들 소개

리프팅 장비별 비교

항목	고주파(RF)	HIFU	실리프팅	스킨부스터
작용층	진피, 피하지방	SMAS, 진피	진피~피하지방	진피
핵심 효과	콜라겐 리모델링	SMAS 수축	조직견인+ 재생유도	ECM 재생, 탄력 개선
장점	피부타입 제약 적음	비교적 빠른 리프팅 효과	눈에 띄는 즉각 효과	회복 빠름, 시술간 간섭 적음
단점	복수회 필요	통증, 깊이 조절 필요	감염/ 이물감 가능성	단독 리프팅 효과는 제한적
예시 장비	써마지, 포텐자	울쎄라, 슈링크	PDO, PLLA 실 등	리쥬란, 샤넬주사, 스컬트라

고주파(Rf) 장비

써마지, 덴서티, 올리지오, 볼뉴머, 세르프, 텐써마

고주파 리프팅 원리

- 고주파 전류(0.3-10MHz)를 이용해 조직 내 저항을 통한 열 발생을 유도
- 고주파로 발생된 열은 진피 내 섬유아세포를 자극하여 콜라겐 변성 및 재생을 유도 (60-70℃)
- 써마지(6.78MHz), 튠페이스(40.68MHz), 포텐자(1-2MHz), 인모드(1MHz)
- 주파수가 높을 수록 피부에 전달되는 에너지가 집중되며, 침투 깊이가 달라짐

- 높은 주파수일수록 피부 얕은 층에 저항이 적게 에너지 전달, 낮을 수록 더 깊게 에너지 전달
- 비선택적 에너지: 에너지가 특정 타겟(멜라닌, 혈관 등)을 향한 게 아니고, 넓은 조직 또는 다양한 성분에 영향을 줌
- 피부 표면의 손상 없이 열에너지를 진피층까지 안전하게 전달하는 것이 기술력
  →이것이 잘 안되면 화상의 부작용

US vs RF

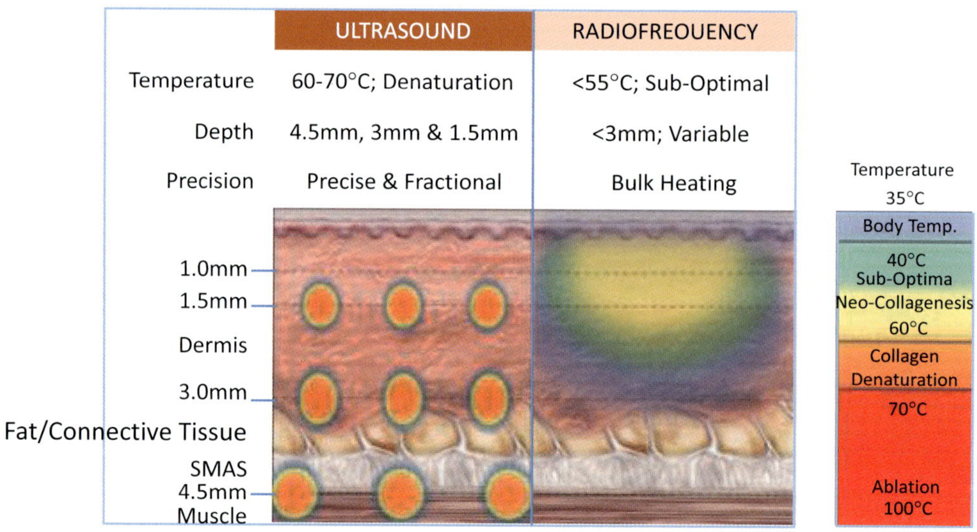

고주파 리프팅 장비의 효과

- 콜라겐, 엘라스틴 리모델링
  → 리모델링은 진피 내 변성된 콜라겐을 분해하고
  새로운 콜라겐과 엘라스틴 합성
  → 조직 구조 재배열하고 더 탄탄한 구조로 만드는 과정
- 모공 축소, 잔주름 개선, 피부결 개선
- 턱선 및 이중턱 리프팅
- 홍조(특히 니들 RF)

고주파의 종류

- 단극(monopolar) :
  에너지를 깊고 넓게 전달(써마지, 올리지오, 볼뉴머, 텐써마)
- 양극(bipolar) :
  단극 보다는 얕은 층을 타겟, 표피~진피(인모드, 스킨아우라, 3DEEP)
- 다극(multipolar) :
  여러 전극을 이용하여 에너지를 분산(트리니티, 리포소닉)
- 니들RF :
  미세바늘을 진피층에 직접 삽입하여 에너지 전달(포텐자, 시크릿, 인트라셀)

단극 vs 양극 vs 다극

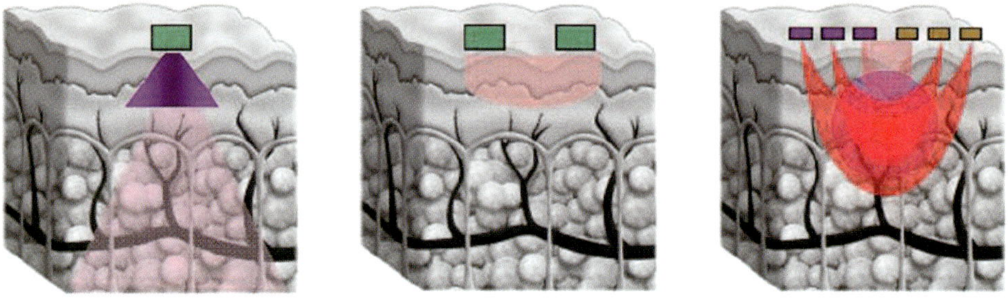

단극성(Monopolar)

- 고주파 발생 전극이 한 개
- 하나의 전극에서 에너지를 방출하고, 몸 속을 통과해 반대쪽 전극(접지판)으로 흐르는 방식
- 깊은 층까지 에너지가 전달
- 피하지방층 상부까지 온도를 올림
- 리프팅보다는 타이트닝의 효과
- 접지 패드(접지판)

단극성 고주파 장비

장비명	제조사	RF 구조	비고
써마지(Thermage FLX)	Solta(미국)	단극성 (Monopolar)	대표 단극 RF 장비
덴서티(Density)	제이시스메디칼	단극성	하이 모델: 단극성+양극성 복합형
올리지오(Oligio)	원텍	단극성	덴서티 유사 구조, 국산 써마지 대체 모델
세르프(Cerf)	루트로닉	단극성	루트로닉 단극성 RF 장비
텐써마(Tensurma)	텐텍	단극성	접촉식 냉각 장치 포함
쿨페이즈(CoolFace)	아스테라시스	단극성	냉각 RF 시스템 적용

유니폴라(Unipolar)

- 전극은 1개인데 접지판이 없는 장비
- 전극 자체에서 확산되고 순환되어 회수
- 열 작용 깊이가 깊고, monopolar 보다 더 넓은 면적까지 확산
- 열이 넓게 퍼져서 불편함이 덜하고, 안전
- 셀룰라이트/ 지방 감소, 타이트닝 → 바디 쪽
- 튠페이스, 악센트프라임

접지 패드의 역할

- 단극성 고주파 장비에서 접지 패드(grounding pad)는 안전성과 에너지 흐름을 위한 필수 요소
- 전류 회로: 핸드피스(전극)에서 고주파를 피부 속으로 전달하면, 패드를 통해 다시 전류가 장비로 회수
- 에너지 침투 깊이: 에너지가 접지 패드 방향으로 깊게 침투 → 진피 깊숙이 전달 (피하 지방층 상부)
- 화상 방지: 접지 패드가 넓게 되어 있어, 회수되는 전류가 한 곳에 집중되지 않고 분산
- 등, 허벅지

Grounding pad

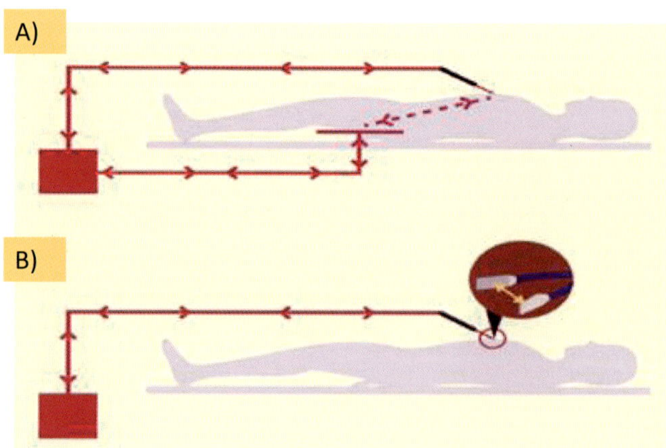

A) Monopolar circuit
- the patient forms part of the circuit; rounding pad placed on patient’s thigh.

B) Bipolar circuit
- Lower energy passed between 2 electrodes.

써마지(Thermage)

- 단극성 고주파를 이용한 비침습적인 리프팅 및 타이트닝 장비
- 고주파 열이 진피층까지 도달하여 콜라겐 섬유를 열수축 (60-70℃, 보통 55-60 ℃) → 수축된 콜라겐은 콜라겐을 생성시키는 섬유아세포를 자극하여 새로운 콜라겐 생성 유도 및 재생
- Cooling spray를 사용해 피부 표면은 보호하면서 진피층까지 열전달(상대적으로 타장비에 비해 더 안전)

써마지

- Thermacool → NXT → CPT → FLX
- 모델이 업그레이드 되면서 통증이 많이 감소됨 (마취연고 30-40분, 개인적으로는 좀 더 길게)
- 진동 기능: 통증 조절에 용이
- 얼굴 + 목까지는 900샷, 얼굴 + 턱 밑까지는 600샷 정도가 적당
- 시술 시간 600샷 기준 30-40분

써마지 팁

팁 종류		REP(샷)	시술부위	시술효과
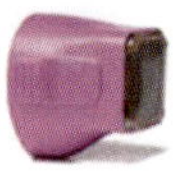	토탈팁 4.0 Cm²	300 / 600 / 900	얼굴 전체	얼굴 주름 및 눈가 주름 완화 콜라겐 재생
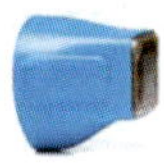	토탈팁 3.0 Cm²	400 / 600 / 900 / 1200	얼굴 전체	얼굴 주름 및 눈가 주름 완화 콜라겐 재생
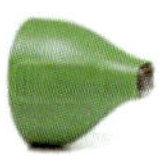	아이팁 0.25 Cm²	225 / 450	눈꺼풀, 눈가	눈가 주름 완화 눈가 및 눈꺼풀 콜라겐 재생
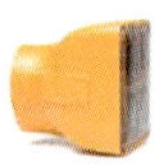	트리트먼트팁 16.0 Cm²	500	넓은 부위	넓은 부위의 콜라겐 재생

써마지 시술 준비

- 임플란트, 금속삽입물, 심박 조율기 주의
- 메이크업, 유분 등 제거
- 접지 패드는 전도성 젤 사용 후 복부, 허벅지, 허리 같은 넓은 부위에 부착
- 연고 마취
- 얼굴 마킹
- 전도성 젤 도포

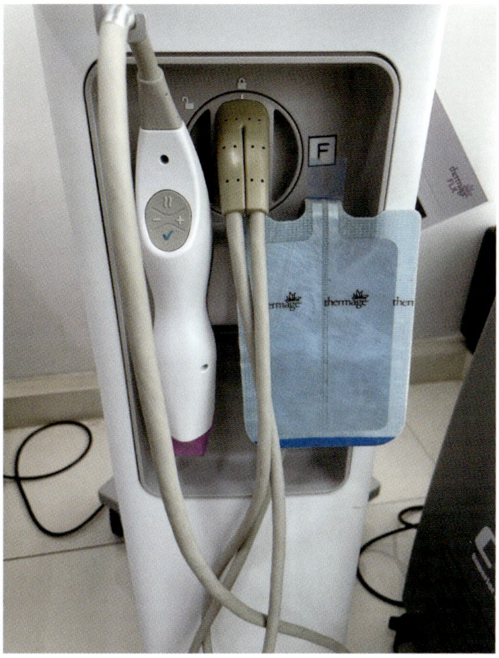

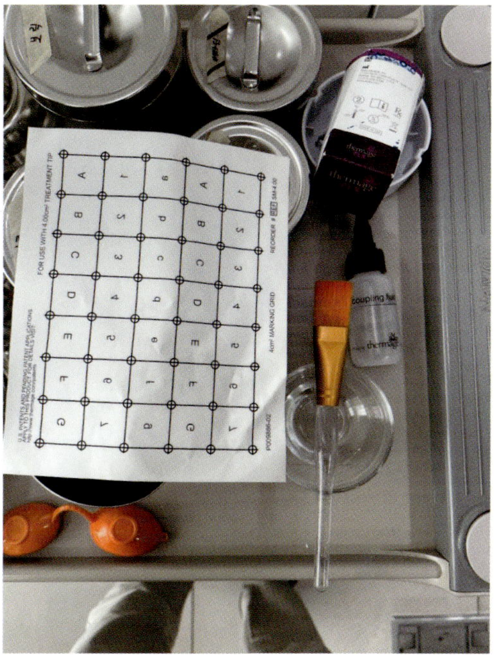

써마지 영상

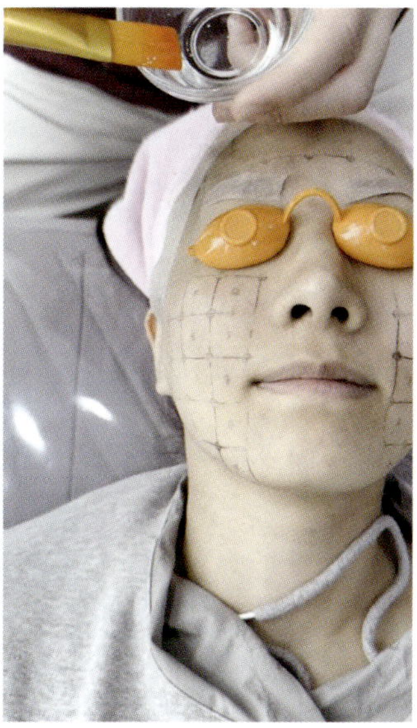

시술 후 홍반

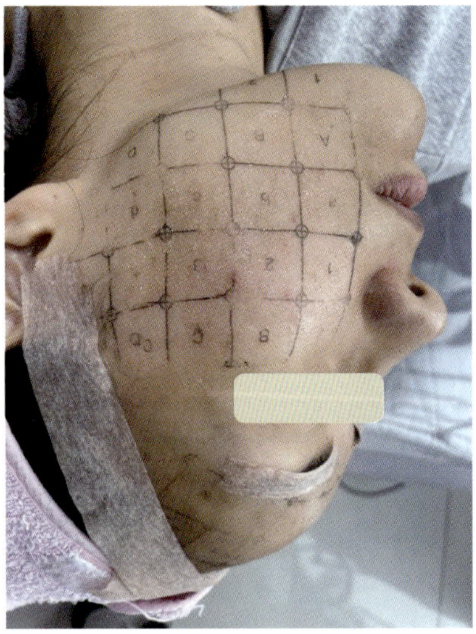
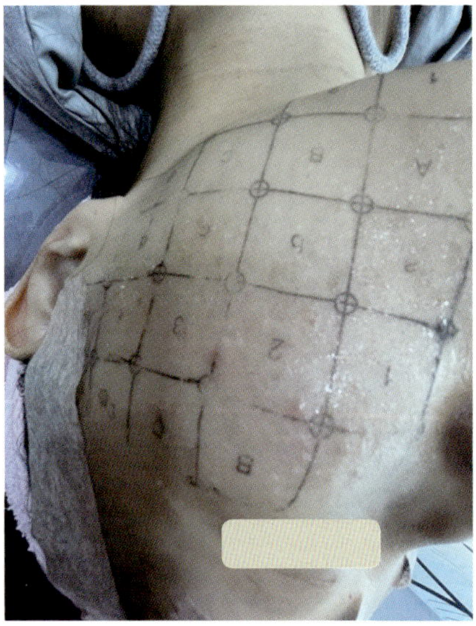

시술 전 설명

- 즉각적인 효과는 약간의 타이트닝 되는 느낌
- 보통 시술 1개월 전후로 효과 나타나서 3-6개월 사이에 효과가 최대
- 시술 후 9-12개월 유지
- 시술 간격은 6-12개월 간격
- 비침습적이고 시술 후 일상 생활에 불편함 X
- 통증은 마취 연고로 조절될 정도

써마지 장점

- 인지도(오리지널 장비, 고가)
- 해외 환자들: 인지도 + 1회 시술
- 시술 후 일상 생활 시 불편함 없음
- 수가가 비교적 잘 유지
- 고가의 1회 시술 패키지 구성하기 좋음
- 통증↓

써마지 단점

- 고가의 장비(1억 이상)
- 사악한 팁 가격(1개 120만원, 할증하면 80-90만원대)
- 시술 시간(30-50분)
- 시술이 고가이지만 드라마틱한 변화를 기대하면 안됨

시술 후 관리

- 써마지 같은 류의 장비는 시술 후 전달한 열에너지를 유지하기 위해, 따로 과한 쿨링이나 진정관리 들어가지 않음
- 가볍게 PCL머미 등으로 진정

시술 효과

- 시술 직후 좋아지는 것도 있지만, 보통 1개월 전후에서 서서히 효과 나타남
- 4주: 잔주름 개선
  3개월 전후: 전반적인 탄력 증가
- 드라마틱한 효과보다는, 어딘지 모르게 얼굴이 뭔가 좋아보이고 탄력도 있어 보이면서, 화장도 잘 먹는...두루두루 좋아지는 느낌으로 표현

써마지 직후

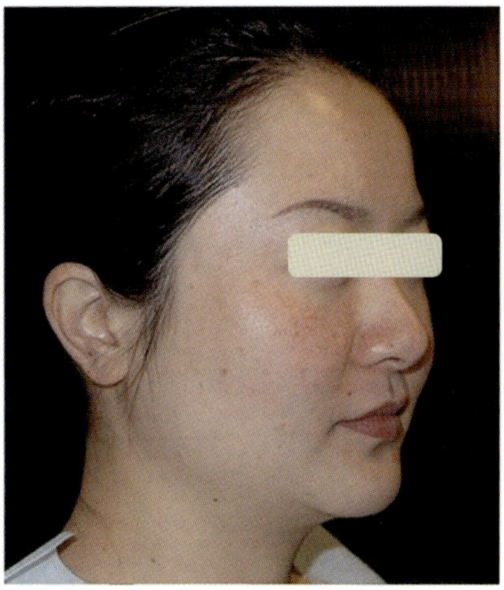

Before Thermage

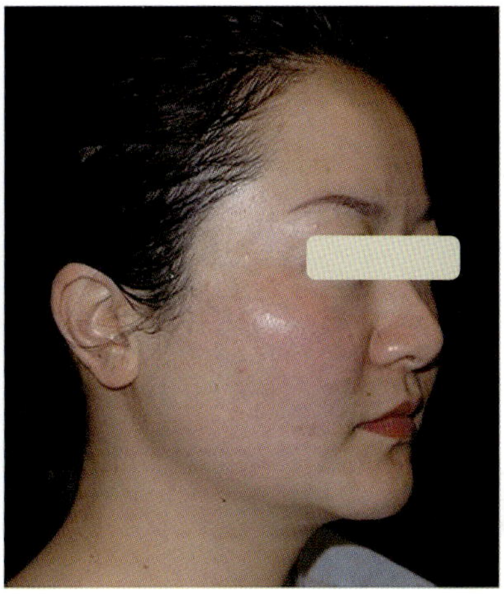

Immediately Post Treatment

써마지 시술 후 확인 할 포인트

Before Thermage

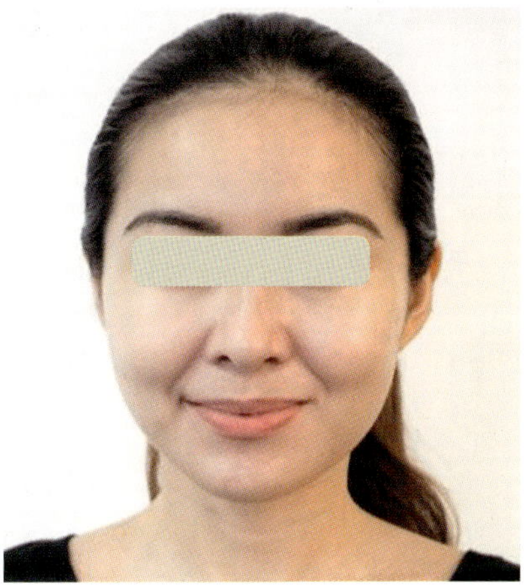

7 Months After Facial Care Centre Thermage

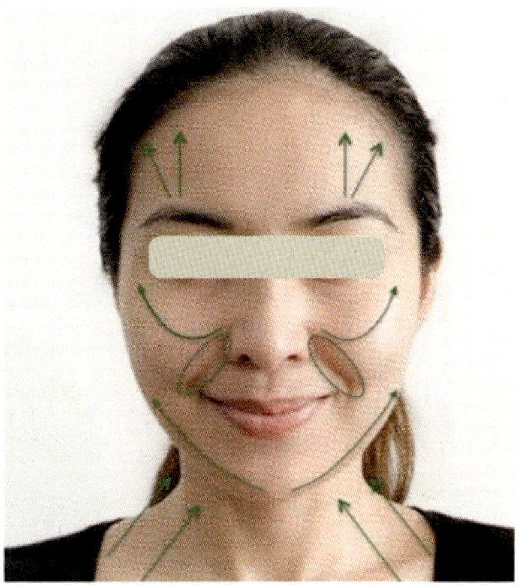

써마지 case

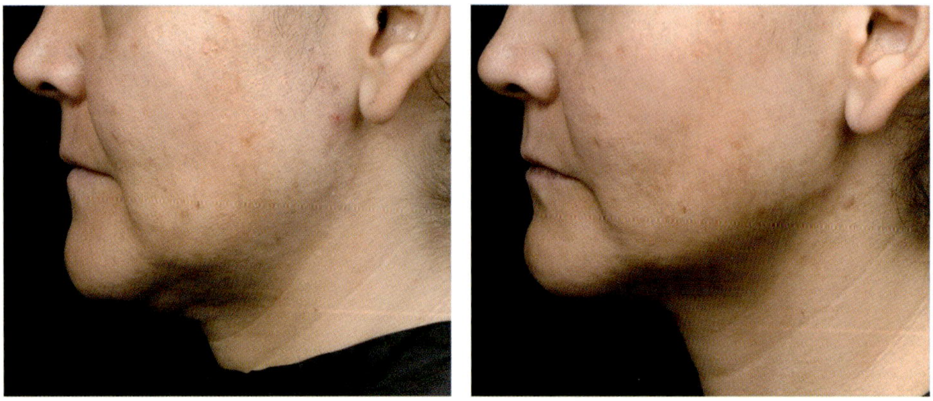

Before Thermage 3 Months Post Treatment

써마지 case

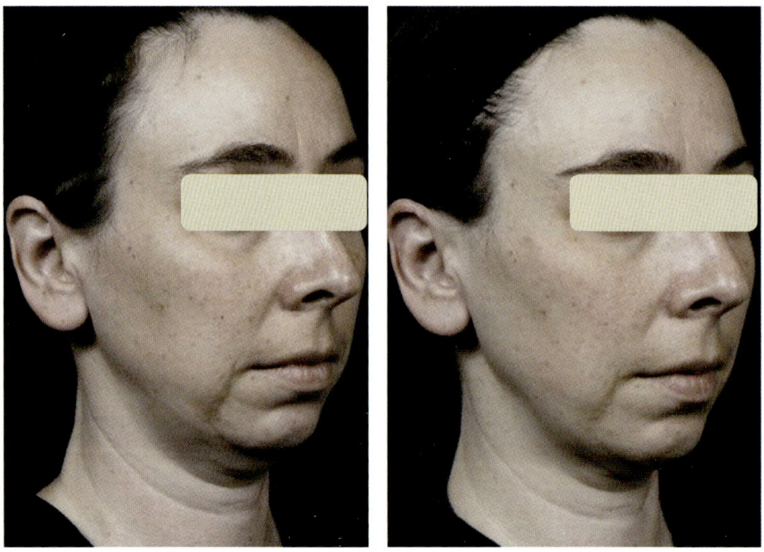

써마지 case

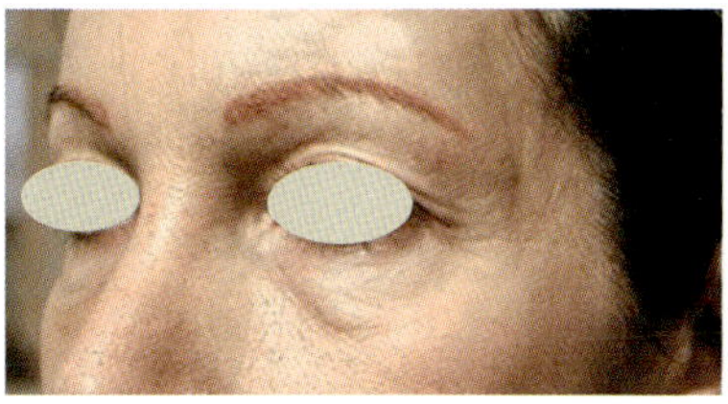
Before

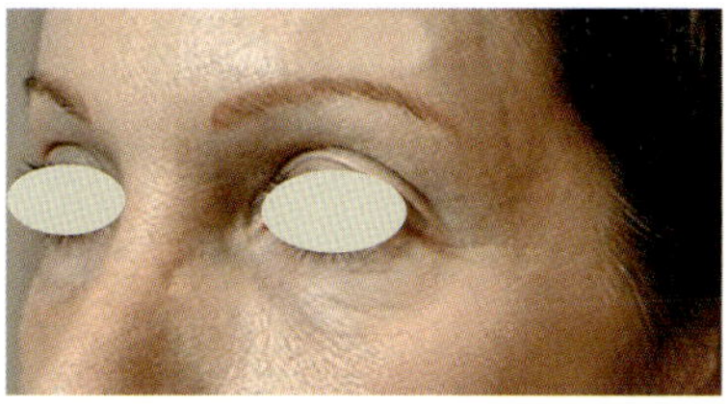
After

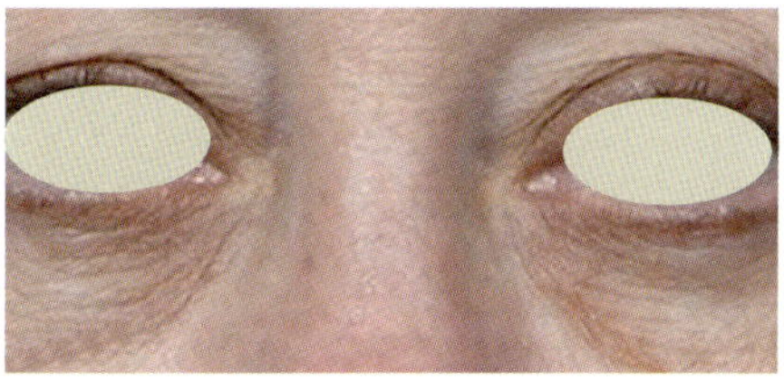
Before

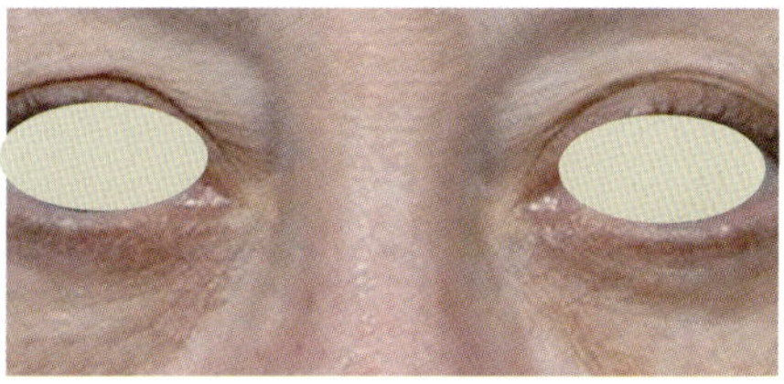
After

써마지 부작용- 화상

- 고주파 리프팅 장비 부작용
- 표피층이 충분히 냉각되지 못하고 에너지가 이 부분에 집중 되면서 열 손상 발생
- 보통 1도 화상 정도(홍반, 수포, 따가움)
- 정품팁, 팁 밀착, 피부 얇은 부분 세기 조절
- 스테로이드 연고, 필요 시 경구 항생제 + 화상 처치

써마지 부작용- 볼꺼짐

- 고주파 장비, 특히 단극성 고주파 장비는 에너지 전달 깊이가 HIFU에 비해 깊지 않기 때문에 볼꺼짐이 거의 없음
- 고주파 에너지는 피하지방층에서 지방보다는 섬유막을 따라 흐르게 됨 → 지방에는 과도한 열이 전달되지 않음
- 피부가 아주 얇거나, 상대적으로 얇은 부위의 경우 정도 조심
- 거의 없다고 봐도 무방

무조건 세게 쏜다고 좋을까?

- 화상의 위험
- 콜라겐 변성: 70℃ 이상에서는 오히려 과도한 콜라겐 변성
- 피부 표면의 상태, 시술 부위의 굴곡, 온도 등에 따라 고주파 에너지의 침투 깊이 다름
- 환자가 참을 수 있는 정도에서 최대 에너지로 조사

총 에너지가 높다고 좋은 걸까?

- 화면에 찍힌 delivered **kJ 은 말 그대로 장비에서 발생시켜 나간 총 에너지(600샷 기준 30-40kJ)
- 실제로 조직(진피층)에 작용하는 유효 에너지는 총 전달된 에너지에서 일부: 피부 저항, 열손실, 쿨링 손실 등으로 일부만 쓰임(150-240J)
- 총 전달된 에너지가 무조건 높은 것이 좋다기 보다, 에너지를 정확하고 균일하게 원하는 깊이에 넣었는가가 중요

양극성(Bipolar)

- 두 개의 전극 사이에서 에너지가 흐르며, 표피와 진피층을 중심으로 작용
- 에너지가 표피-진피층에 집중되어 비교적 얕은 깊이에 작용 (1~2.5mm)
- 발생하는 열로 인해 콜라겐 수축 및 재생 유도
- 전류 흐름이 짧아서 상대적으로 자극과 통증이 적고 안전
- 인모드, 스킨아우라, 3DEEP

단극성 vs 양극성

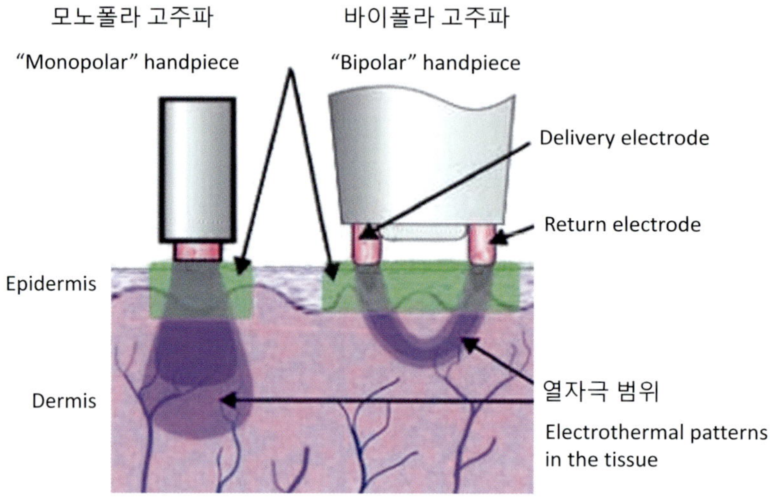

양극성 고주파 효과

- 잔주름, 얕은 주름
- 심하지 않은 피부 탄력 저하
- 모공
- 전반적인 피부 탄력 개선
- 리프팅 보다는 타이트닝, 피부 표면의 질감을 좋게 만드는 느낌
- 양극성 고주파 침투 깊이가 얕은 단점을 보완하기 위해 음압을 걸어 흡입하는 방식으로 침투 깊이를 깊게 만듦
  → 인모드

양극성 고주파 장단점

- 통증이 적고 시술이 편안함
- 타이트닝에 더불어 겉 피부를 좋게 만드는 부수적인 효과
- 화상의 위험이 낮음
- 얇거나 민감한 부위에도 시술 가능
- 많이 처지거나 피부가 두꺼운 사람에게는 효과 제한적
- 유지기간이 상대적으로 짧음

인모드(InMode)

- 양극성(Bipolar) 고주파
- 진피~지방층까지의 조직을 고주파로 가열
  → 콜라겐 리모델링, 지방 세포 축소 및 파괴
- 표피/ 진피층 탄력 개선, 잔주름/ 피부결 개선, 이중턱에 효과 좋음
- 여러 핸드피스가 있지만 주로 포마, 미니 FX 많이 사용
- 고가의 장비인데 비해 수가가 많이 떨어진 상황

- 시술 시간: 부위당 5-10분, 얼굴 전체 15-30분
- 핸드 피스를 단독으로 쓰느냐 FX + 포마 병행해서 쓰느냐에 따라 시술 시간은 차이가 날 수 있음
- 시술 시간은 병원마다 차이가 날 수 있음
- 3-4주 간격 3회 이상
- 6개월에서 1년 주기로 시술 권유

인모드 미니 FX

- 양극 사이에 고전압(HVP)을 흘려주는 방식
- 일반적인 양극성 고주파의 경우 에너지가 깊게 들어가지 않는데 비해, 미니FX의 경우 석션이 있어 피부를 당겨 고주파를 조사하여 SMAS층과 피하지방에 강한 에너지를 전달하는 방식
- 짧은 시간 HVP로 구워 주는 방식
- 처진 볼살, 이중턱

인모드 미니FX

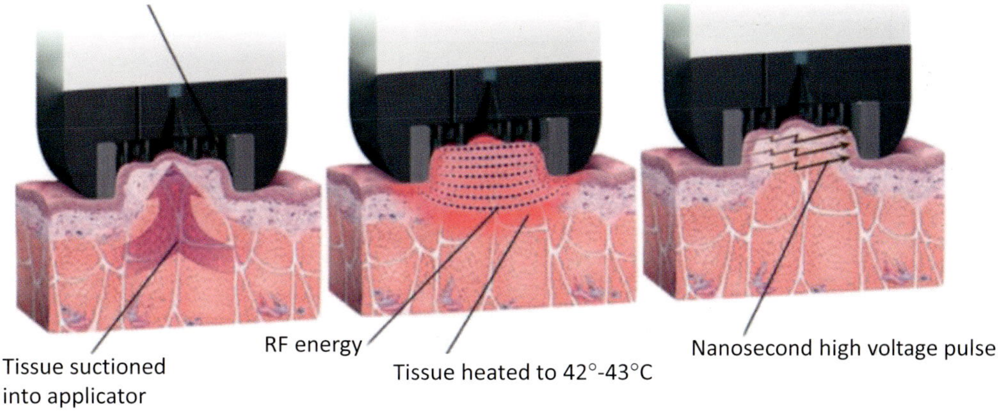

인모드 미니 FX

- 피하 지방의 온도가 45-47 ℃ 까지도 상승 가능
- 지방세포의 파괴는 45-47 ℃ 이상의 조건에서 일어날 수 있음
- 한 샷의 유지 기간을 1~3.5초 사이로 제한하고 기기의 센서를 통해 피부 온도가 42~43 ℃에 도달하면 온도 피드백 시스템 작동하여 고주파 중단
- 화상의 위험이 있기 때문에 피하지방층의 온도를 42~45℃ 정도로 유지(피부 표면은 40-42 ℃)

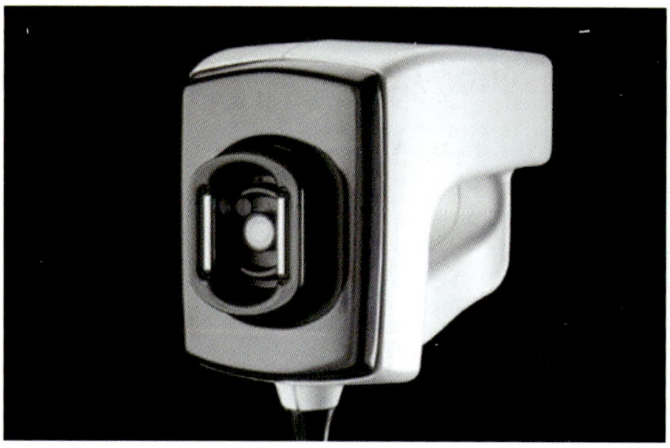
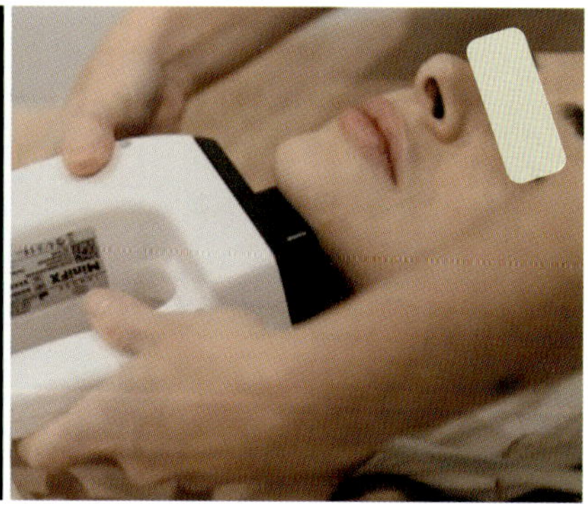

인모드 미니 FX 단점

- 시술 중 뜨거움 느낄 수 있음
- 시술 후 멍과 붓기!!!

인모드 포마(Forma)

- 진피층을 타켓으로 콜라겐의 열변성과 재형성을 유도
- 피부결과 탄력 개선(피부 표면의 질감 개선)
- 최대 2.0mm 깊이까지 고주파 조사
- 서서히 온도를 올려 데우는 방식
- 4-6주 후부터 서서히 효과
- 다극성 고주파(multipolar RF)

- 41-43℃ 목표
- 장비의 센서를 이용해 피부 표면 온도 측정
  → 42-43℃ 도달 시 자동으로 에너지 출력 감소
- 얼굴에 문지르는 방식
- Effective time: 피부 온도가 40 ℃까지 도달하는 시간
- 서서히 온도를 올려줘야 하기 때문에 충분한 시술 시간이 필요

인모드 포마 vs FX

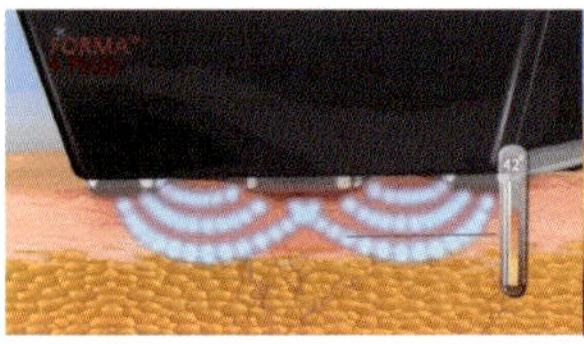

인모드 FORMA

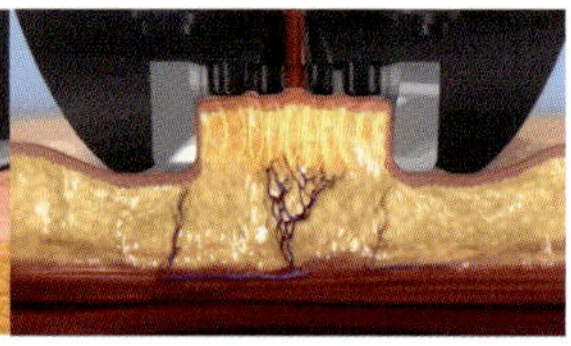

인모드 FX

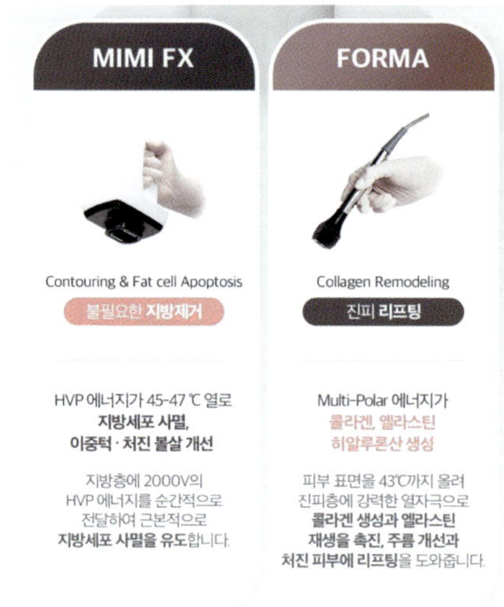

인모드 부작용

- 부종, 멍: FX의 가장 흔한 부작용 (이중턱)
  → 워낙 많이 알려져 있고 시술 후 '원래 그렇다' 라고 당연하게 생각
- 볼꺼짐: 드묾
- 화상: 과도한 에너지 전달, 중첩 등에 의해 발생 가능

다극성(Multipolar)

- 여러 전극으로 에너지를 순환, 분산
- 3극 이상 (보통 4극, 6극 이상)
- 진피층 및 피하지방층에 균일하게 열을 전달하여 콜라겐 수축, 콜라겐 리모델링, 엘라스틴 생성 자극

다극성 고주파 장비

- 에너지가 깊지 않으면서 넓게 퍼짐
- 에너지 밀도가 분산되기 때문에 화상, 통증 등의 위험 감소
- 전극 간 교차 전류가 넓고 고르게 퍼짐→ 넓은 부위 리프팅, 탄력 개선에 유리 → 바디
- 토르RF, 인모드 포마 모드

Mono vs Bi vs Multi

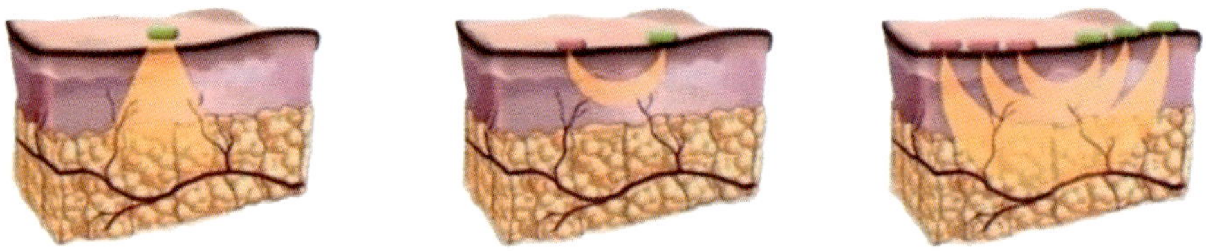

Monopole RF   Bipolar RF   Multipole RF

양극 vs 다극

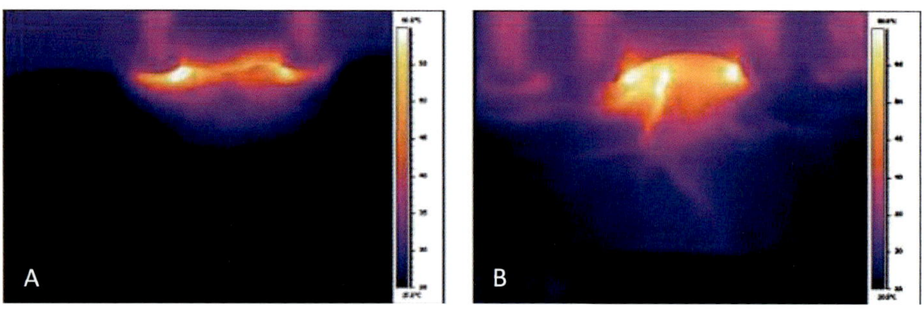

다극성 고주파 장비 부작용

- 홍조 및 열감: 회복
- 부종 경미함
- 화상: 핸들링이 한 곳에 고정되는 경우가 아니면 드묾

다극성 고주파 장비 장단점

- 안정성: 화상 위험 ↓
- 통증, 뜨거운 열감 등이 덜함
- 민감한 부위(눈가, 입가)에 시술 가능
- 열 분포가 균일하고 넓은 면적에 전달
  → 바디 시술(복부, 허벅지)
- 바디 탄력, 셀룰라이트 개선
- 에너지 전달 깊이가 단극성보다는 얕기 때문에 리프팅 강도가 강력하지는 않음

- 다극성 고주파는 단극성, 양극성에 비해 출력이 약해서 상대적으로 리프팅, 타이트닝 효과가 떨어짐
- 바디 고주파를 생각한다면 장비 보유를 고려해 볼 수 있지만 필수 장비는 아님

스킨부스터

히알루론산, PDRN, PN, 엑소좀, 동종세포…

스킨부스터란?

- 피부에 도움이 되는 성분을 피부 내 주사 또는 주입을 통해 전달
- 보습, 콜라겐 재생을 통한 탄력, 잔주름, 피부결, 모공, 피부톤 개선 등이 목적
- 콜라겐 재생을 목적으로 할 때 타겟층은 진피층
- 초기 히알루론산 성분(물광주사)이 단순 보습을 목적으로 했다면, 최근의 제품들은 피부 기능 회복을 목적으로 다양하게 나옴

스킨부스터 종류

- 히알루론산: 하이주, 바이리즌, 스킨바이브...
- PDRN: 원더알엔, 플라센텍스, 리쥬비넥스...
- PN: 리쥬란, 리즈네, 리제반, 릴리PN...
- PLLA: 스컬트라
- PDLLA: 에스테필, 쥬베룩(+HA)
- 엑소좀
- 동종진피: 리투오

스킨부스터 선택

- 바야흐로 스킨부스터의 시대
- 너무나 다양한 종류의 스킨부스터들이 쏟아져 나오기 때문에 선택이 어려움
- 효과(오리지널 제품 대비), 가격, 인지도 등을 고려하여 선택
- 개인적으로 히알루론산이나 PDRN은 제품 간 큰 차이는 없다고 생각
- PN, PLLA, PDLLA, 엑소좀 등은 오리지널 제품과의 효과, 인지도 등을 비교하여 선택
- 리투오: 동종진피라는 새로운 개념

스킨부스터 사용

- 단독 치료로도 효과를 볼 수 있음
- 다른 레이저나 장비와 병행 치료하기에 좋고, 효과도 시너지가 남
- 주사 시술(매뉴얼, 인젝 장비)이 가능한 제품인지 꼭 확인 (eg: 엑소좀은 X)
- 피부 표면의 질감을 좋게 해주냐, 볼륨을 채워주느냐
- 필러와 달리 피부에 좋은 것을 보충해주고, 주입 후 내 피부의 힘으로 효과를 본다는 느낌때문에 환자들 거부감도 덜한 편

히알루론산 (물광주사)

- Hyaluronic Acid (HA)
- 인체 내에도 존재: 보습력
- 스킨부스터의 원조, 기본
- 보통 필러는 가교, 히알루론산은 비가교 결합 형태인데, 최근 나오는 히알루론산은 약하게 가교 결합이 되어 기존 물광보다 유지력이 길고, 약간의 볼륨 개선의 효과가 있음

히알루론산 결합 형태 (비가교 vs 가교)

- 대부분 비가교(non-cross linked)
- 넓게 퍼지며 보습 적합
- 피부가 얇거나 예민한 타입이면 비가교 적합

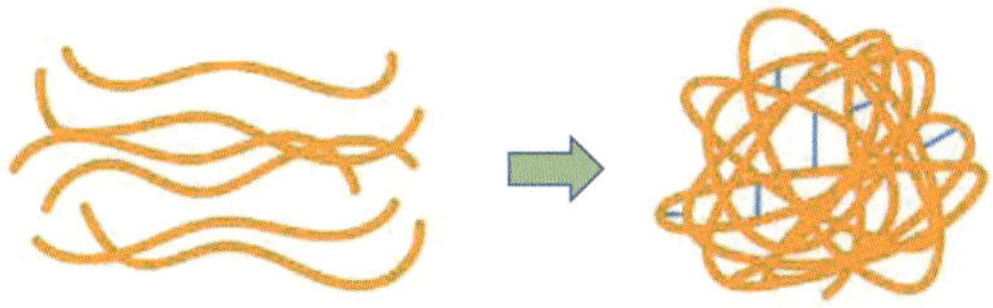

Hyaluronic Acid before Cross Linking

Cross Linking with BDDE

- 최근 제품 중에는 가교(cross linked)도 있음
- 퍼지는 정도가 덜하며, 특정 부위에 볼륨감을 약간 줄 수 있음
- 보습 외에 탄력이나 잔주름을 개선 시킬 목적이면 가교 적합

가교제

- BDDE(1,4-butanediol Diglycidyl Ether)은 현재 필러 등에서 가장 널리 사용되는 가교제
- 면역 반응 가능성: 필러 등의 지연형 면역 반응 부작용
- 공정 과정 중의 문제로 BDDE 잔류량↑
- 생체 분해 지연

히알루론산 효과

- 히알루론산이 수분을 끌어당기는 효과 → 보습
- 진피 내 세포외기질(ECM) 활성 → 탄력
- 전반적인 톤(광) 개선
- 속건조(피부 속 건조감, 당기는 느낌, 따가운 느낌) 개선
- 다른 성분들과 혼합해서(매개체) 사용 가능
  : 물광 + PDRN, 물광 + PN, 물광 + PDLLA...
- 가장 기본이 되는 시술, 못해도 중간은 가는 효과

물광주사

- 보통 인젝터를 사용하여 시술
- 일부 cross linked 히알루론산은 매뉴얼로 하기도
- 30분 정도 연고 마취
- 2-3주 간격으로 3-5회 시술
- 3-6개월 유지
  ('가을에 3회 시술 후 건조한 가을, 겨울 보내세요')
- 하이주(휴메딕스) 28848원/3 syr

물광 주사 장점

- 환자에게 크게 거부감이 없는 성분
- 다른 스킨부스터들과 믹스해서 전달해주는 역할도 많이 함
- 심각한 부작용이 없고, 이를 일반인들도 많이 아는 상황

물광주사 부작용

- 인젝터를 사용하면 딱히 부작용은 없음
- 인젝터의 주사 깊이에 따른 통증, 엠보
- 주사 깊이가 깊거나, 피부가 민감한 상태에서 시술했을 때 통증도 평소보다 더하고, 엠보가 더 오래감
- 하지만 주사 깊이가 깊으면 엠보나 통증은 더하지만 backflow 양이 적어지면서 효과는 더 좋다고 설명

인젝터(Injector)

- 스킨부스터의 물질을 피부에 주입하는 장비
- 바늘 깊이가 일정하고 균일하게 주입할 수 있고 통증, 멍이 덜함
- 매뉴얼 주사(손주사)보다 시술 시간 짧음
- 피부 상태나 두께에 따른 깊이 조절은 시술자가 알아서 조정해야 함
- 니들 깊이를 깊게 하면 통증이 있고, 엠보가 남음
- 소모품 가격(니들 개당 1-2만원)
- 백플로(back flow)로 인한 약물 주입 일부 손실

더마샤인

- 음압을 이용한 전동식 의약품 주입 장비
- 9핀 니들(미세주사침): 184800원/Box(21개)
- 진공으로 피부를 흡입 후에 니들을 통해 약물 주입하는 방식
- 니들 깊이: 0.6-1.2mm, 깊이 조절 가능
- 184800원/Box(21개)
- 32, 34G
- 주사 횟수 조절 가능(예: 70회 80회)

더마샤인

- 진피층에 일정한 깊이로 주입 가능
- 시술자, 환자 모두 편하기는 함
- 히알루론산(물광주사), PDRN, 리쥬란, 쥬베룩, 리투오, 보톡스 등 믹스 가능
- 스킨부스터 물질에 따라 간혹 잘 막히는 경우가 있음

더마샤인 프로

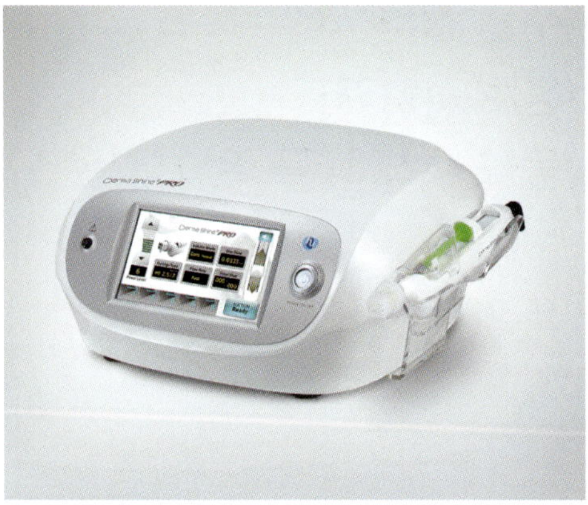

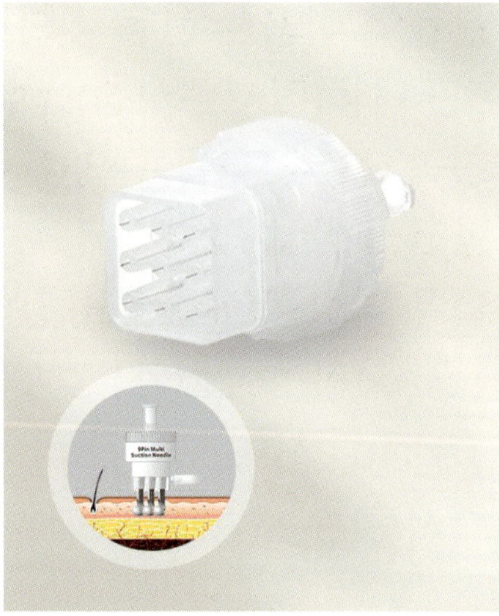

PDRN(연어주사)

- Polydeoxyribonucleotide
- 피부 재생, 항염, 대사 활성 자극
  → 세포 생성이나 성장 인자를 촉진
- 연어나 송어 정소에서 추출한 DNA
- 재생 효과가 좋기 때문에 화상, 당뇨성 궤양, 상처나 흉터 치료에도 사용
- 국소적인 상처나 흉터 등에는 매뉴얼 주사로 주입하기도 하지만, 얼굴 전체로 주입할 때에는 히알루론산과 믹스해서 주사

PDRN 작용

- 섬유아세포 자극: 콜라겐, 엘라스틴 생성 증가
- 세포 재생 촉진(DNA repair, 세포 분열 활성)
  : 손상 된 피부 조직 회복 → 피부 이식 후 재생, 족부 궤양
- 항염: 트러블, 홍조
- 혈류 개선, 혈관신생 촉진

PDRN 효과

잔주름 개선	콜라겐 생성으로 진피층 탄력 증가
모공 축소	진피 두께 증가와 섬유조직 재생
피부결 개선	표피 재생 및 턴오버 가속
홍조/민감성 피부 진정	항염작용과 피부 장벽 회복

PDRN 장점

- 자가회복 유도: 환자들에게 거부감 덜함
- 히알루론산과 더불어 여러 가지 방법으로 믹스 가능
- 민감한 피부에도 시술 가능
- 성분 자체가 크게 문제될 것이 없음

PDRN 믹스

- 히알루론산(하이주) 2cc + PDRN 1cc
- 히알루론산 2cc + PDRN 1cc + 보톡스 0.7u(0.1-0.2cc)
- 히알루론산, 보톡스, 글루타치온, PRP, 다른 스킨부스터 등 믹스 가능
- 믹스 조합/ 배율은 다양한 방법으로 가능
- 레보코주: 77000/10개

물광PDRN 인젝터 준비

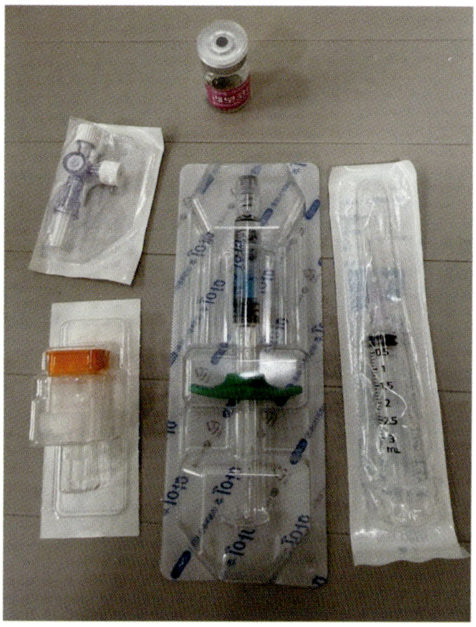

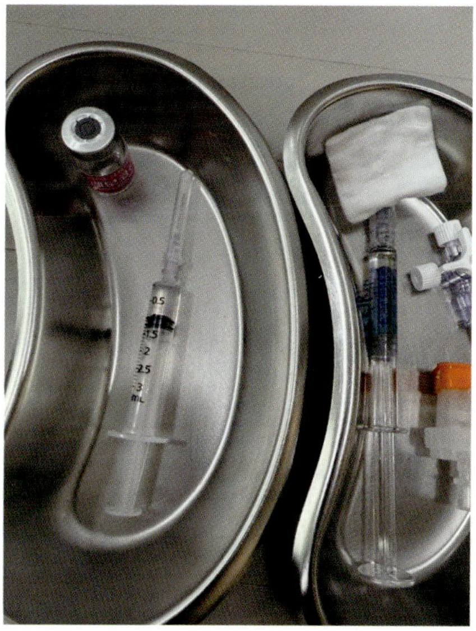

물광PDRN 준비

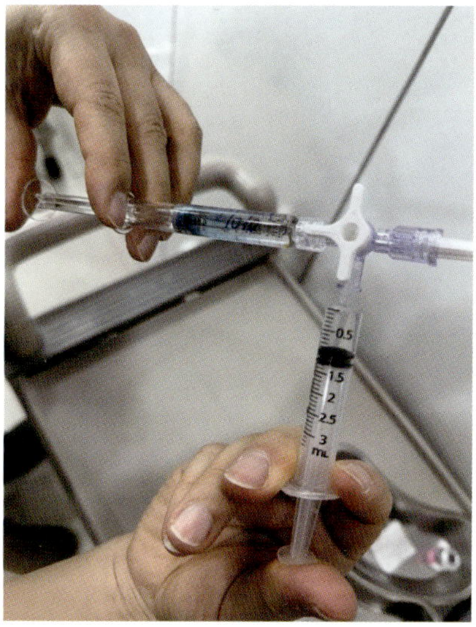

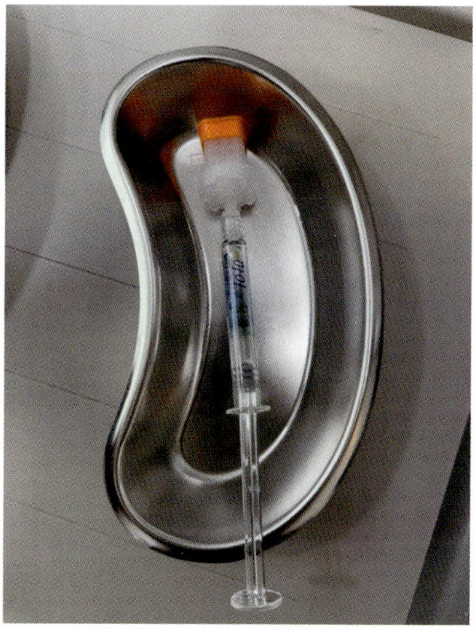

물광PDRN 영상

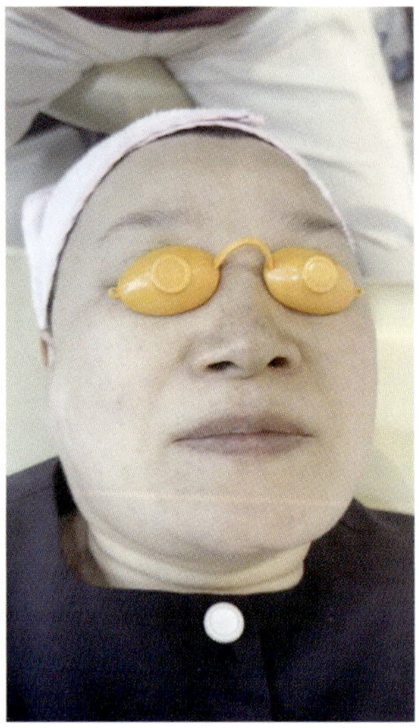

PN(polynucleotide)

- PN은 PDRN보다 분자 크기가 커서 피부 재생, 관절 연골 재생, 골 형성 촉진 등 조직수복용 생체 재료로 쓰임
- PDRN보다 고분자 DNA 구조이기 때문에 피부 재생 효과가 더 뛰어남(PDRN 50-1500kDa, PN 50-000000kDa)

  → PDRN은 분자량이 작아 피부에 침투가 용이하고, PN은 분자량이 커서 피부 속에 오래 머물 수 있음

PN

- 피부 재생, 항염, 진정 작용, 항노화, 탄력 개선
- 리쥬란으로 유명, 특허 기간이 끝난 후 여러 회사에서 카피 제품 출시
- 세포 성장 촉진: 피부 세포의 성장 인자 활성화 → 유아세포 증식 유도 → 탄력 개선
- 콜라겐 및 엘라스틴 합성 증가
- 항염, 피부 장벽 강화
- 보습 효과(리쥬란 HB 등은 히알루론산 포함)

PN 효과

- 피부 재생: 피부결 개선, 피부 장벽 강화
- 잔주름 및 탄력 저하 개선: 얼굴 전체, 특히 눈가, 입 주위
- 흉터 치료
- 두피, 탈모 치료

리쥬란 종류

- 리쥬란 힐러: 기본적인 제품, 피부 재생과 탄력 개선
- 리쥬란 아이: 눈가 전용, 얇고 민감한 눈 주변 피부에 주사하기 좋게끔 부드러운 입자의 PN
- 리쥬란HB: 히알루론산과 리도카인이 추가, 보습과 통증 완화(리쥬란 양을 절반으로 줄이고 HA를 채움)
- 리쥬란S: 점도가 높음, 깊은 주름과 흉터 개선

리쥬란(오리지널)과 카피 제품 차이

- 공정 및 순도 차이
- 점도의 차이 → 카피 제품이 상대적으로 묽은 편
  → 오리지널에 비해 효과는 떨어지는 단점, 통증과 엠보가 덜하다는 장점
- 카피 제품이 리쥬란 아이 정도의 느낌
- PN은 리쥬란의 인지도가 월등(보톡스가 보툴리눔 톡신을 대표하듯)
- 병원 컨셉에 따라 제품 결정

시술 방식

- 매뉴얼 주사: 1-2cm 간격 한 땀 한 땀... (도트 방식), 진피층 깊이, 흡수량이 상대적으로 많아 효과 좋음, 통증/ 엠보 상대적으로 많음(특히 리쥬란)
- 엠보는 개인차, 제품 차이가 있음: 리쥬란의 경우 1주일, 카피 제품은 2-3일
- 캐뉼라 주사: 25G/ 27G, 진피층에 넓게 분산(넓은 면적을 커버할 때), 시술 시간 빠름
- 인젝터: 진피층, 균일한 깊이/ 양, 통증/ 시술 후 불편함 없음, 백플로우로 인한 약물 소실 단점

PN 시술 준비

- 마취: 대부분은 연고 마취로 가능(30분-1시간)
- 국소 신경 차단: 리쥬란, 캐뉼라 시술 시 고려
- 수면 마취
- 니들은 제품에 들어있는 것으로

PN 주사 주기 및 용량

- 3-4주 간격 3회
- 유지 기간 6개월-1년
- 유지 목적으로 할 때에는 3-6개월 간격 시술
- 특정 부위(눈가, 입주변): 1-2cc
- 얼굴 전체: 3-4cc
- 환자가 원하면 그 이상 주입하기도 함
- 리즈네(1ml): 60000원/2 syr

PN(리즈네) 영상

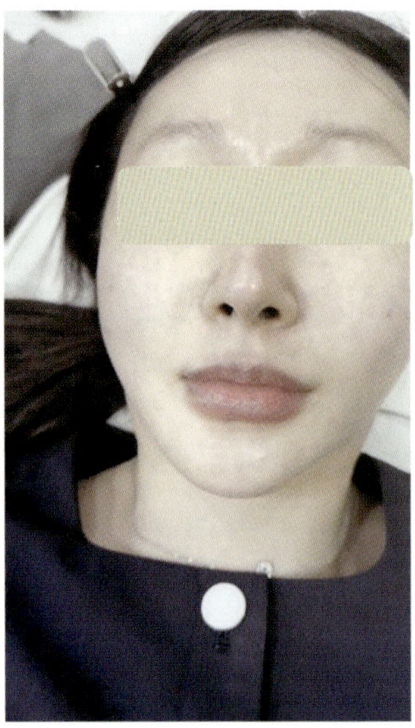

PN(리즈네) 시술 후

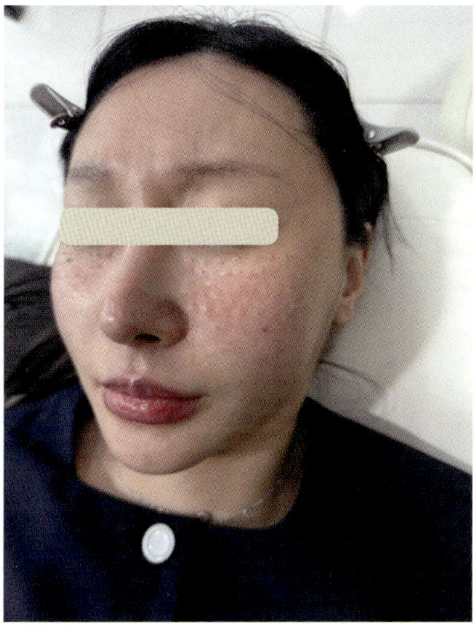

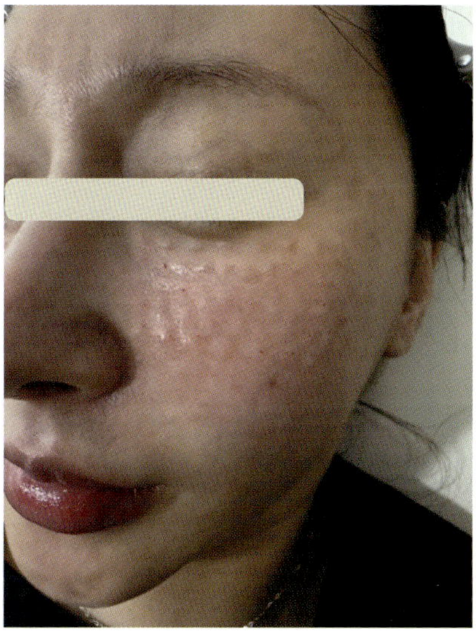

시술 후 관리 및 주의사항

- 부기, 멍: 부기는 2-3일 내 좋아지고, 멍은 캐뉼라가 아니면 작은 멍으로 1주일 내 대부분 호전
- 시술 당일만 화장 금지
- 엠보는 2-3일, 리쥬란의 경우에는 좀 더 오래감
- 멍과 엠보 가능성이 있기 때문에 중요한 자리나 행사 전에는 충분한 시간적 여유를 가지고 시술

시술 조합

- 다른 레이저나 시술과 병행하기 좋음
- HIFU나 고주파 리프팅 장비 + PN: 같은 날 병행 가능, 매뉴얼 주사 통증 때문에 다른 날 받기도
- 리프팅 장비 + 특정 부분만 PN주사
- 프락셔널 레이저 + PN주사
- 기미와 같은 색소 치료 시 Dermal remodeling의 의미에서 다른 레이저 치료와 병행하기도 함

엑소좀 (Exosome)

- 줄기세포 배양액에서 추출
- 피부 세포 간 신호 전달과 재생 촉진, 염증 억제
- 30~150nm의 초미세 입자
- 단백질, RNA, DNA, 지질 등이 포함되어 있는 vesicle
- 피부 재생, 항노화, 항염, 멜라닌 합성 억제
- 엑소좀ASCE+, 셀엑소좀…

엑소좀 효과

- 잔주름, 피부결 개선
- 탄력 개선
- 기미 등 색소 치료: 보조적인 역할(?)
- 피부 장벽 강화
- 여드름, 모공

엑소좀 시술

- 3-4주 간격 3-5회 시술
- MTS나 needle RF 시술 후에 도포, 초음파로 흡수
- 화장품으로 허가를 받았기 때문에 원칙적으로 주사 시술 금지

사회

"으악! 의사가 내 얼굴에 "...바르는 화장품 주사기로 넣은 의사 자격정지 정당

인천 남동구에서 의원을 운영하는 A 씨는 2022년 8월 도포용 화장품인 '엑소좀 ASCE+'를 피부미용 목적으로 환자 얼굴에 손주사 방식으로 시술했다.

이에 보건복지부는 A 씨가 약사법에 따른 허가나 신고를 받지 않은 의약품을 사용해 비도덕한 진료행위를 했다며 2023년 11월말 자
정지 3개월 처분을 내렸다.

하지만 법원은 A 씨에게 내려진 자격정지 처분이 정당하다고 판단했다.

재판부는 "일반적으로 도포의 방법으로 사용되는 제품(엑소좀 ASCE+)을 침습적 방법을 통해 투여하는 건 위험성이 크다"며 "국민 건강에 중대한 악영향을 미칠 우려가 있는 행위이자, 의사에게 기대되는 진료행위에 어긋나는 것으로서 도덕상 비난 가능성이 있다"고
혔다.

이어 "A 씨는 엑소좀 ASCE+가 허가되지 않은 의약품인 것을 알았거나 충분히 알 수 있었을 것으로 보인다"며 "설령 알지 못했다고 하더라도 최소한의 주의 의무조차 소홀히 했다"고 지적했다.

리투오(Re2O)

- 2025년에 런칭한 스킨부스터
- 기증 받은 피부에서 만든 스킨부스터: 무세포 동종 진피
- 기증 받은 피부에서 표피 및 지방을 제거한 진피
- ECM 형태를 주입하는 개념: 세포 외 공간을 채우고 있는 콜라겐, 섬유아세포, 엘라스틴, 히알루론산이 포함된 집합체
- 스킨부스터 중에 새로운 개념

리투오 시술 주기 및 방법

- 4-6주 간격 3회
- 분기 1회
- 직접 매뉴얼 주사 or 인젝터 사용
- NS5cc (+ 리도카인 1cc) 23G 로 매뉴얼 주사
- 리투오 + NS 3cc mix → 하이주랑 다시 mix 후에 더마샤인으로 시술

리투오 기록지

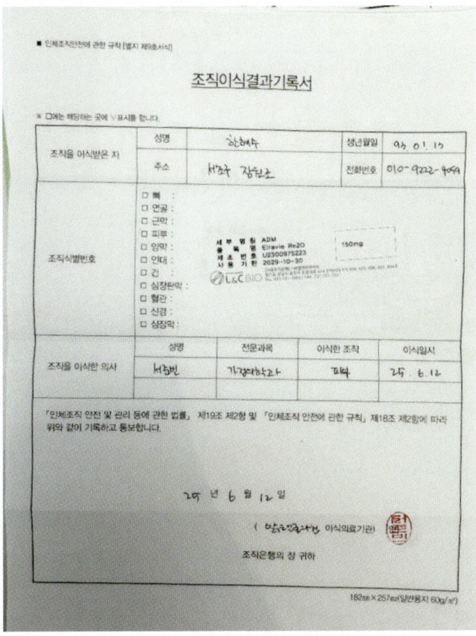

■ 인체조직안전에 관한 규칙 [별지 제9호서식]

조직이식결과기록서

※ □에는 해당하는 곳에 √ 표시를 합니다.

조직을 이식받은 자	성명	한혜수	생년월일	93. 01. 17
	주소	서초구 잠원로	전화번호	010-9222-4059

조직식별번호	□ 뼈 : □ 연골 : □ 근막 : □ 피부 : □ 양막 : □ 인대 : □ 건 : □ 심장판막 : □ 혈관 : □ 신경 : □ 심장막 :	세부명칭 ADM 품목명 Elravie Re2O 제조번호 U2300975223 사용기한 2029-10-30 150mg L&C BIO

조직을 이식한 의사	성명	전문과목	이식한 조직	이식일시
	서동빈	가정의학과	피부	25. 6. 12

「인체조직 안전 및 관리 등에 관한 법률」 제19조 제2항 및 「인체조직 안전에 관한 규칙」 제18조 제2항에 따라 위와 같이 기록하고 통보합니다.

25 년 6 월 12 일

(이식의료기관)

조직은행의 장 귀하

182㎜×257㎜[일반용지 60g/㎡]

리프팅, 타이트닝

- 다른 미용 시술 보다 환자의 피부 상태를 입체적으로 파악하는게 중요
- 환자의 요구 파악: 시술자가 봤을 때 필요하다 생각하는 것과 시술 받는 사람이 개선됐으면 바라는 것은 다를 수 있음
- 리프팅 장비, 스킨부스터 시술 시에 시술의 테크닉보다 중요한 것은 적절한 치료 장비와 방법을 선택하고 조합하는 것

Derma start 4

- 여드름, 여드름 홍반(자국), 흉터, 모공
- 여드름은 시술 파트도 있지만, 외래에서 흔히 처방하는 연고, 먹는 약, 기본 관리 등에 대해서도 강의 준비를 했습니다.
- 오늘 고주파 파트에서 설명하지 못했던 니들RF에 대한 내용은 4강 모공 파트에서 다루도록 하겠습니다.

리프팅 2

– 송은경 원장님

스킨부스터2 집적초음파 리프팅 실리프팅

송은경
제주 어울림의원

개요

1. 스킨부스터 : 스컬트라/ 쥬베룩/ 울트라콜/ 레디어스/
   리바이브/ 스킨바이브
   리쥬란/ 엑소좀...
2. 초음파 계열 : 리프팅 장비를 중심으로 (울쎄라, 슈링크)
   다른 원리의 장비들 : 3파장 레이저/ 마이크로웨이브
3. 실리프팅 : 성분별/ 모양별 구분
   벡터별 주입법
   경과 및 부작용 대처

스킨부스터류

PLLA / PDLLA / PDO / PCL / CaHA….

기타 주입 안되는 스킨부스터류 : 다양한 유래의 엑소좀들

노화 = 콜라겐의 감소

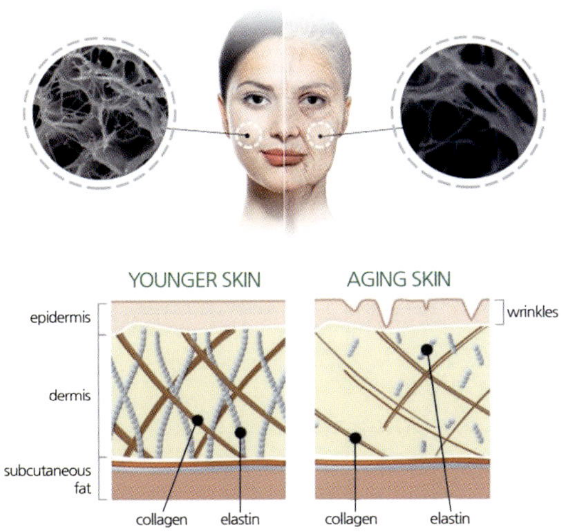

- 콜라겐은 피부 진피층의 90% 이상을 차지함
- 콜라겐이 감소하면 피부 탄력이 떨어지고 수분을 유지할 수 있는 능력이 저하됨
- 얼굴 뼈의 볼륨이 줄고 지방의 위치가 달라지는 등 피부 속 구조의 변화와 피부의 콜라겐 감소로 얼굴 주름, 처짐 등의 노화 증상 생김

스킨부스터

((바이오 스티뮬레이터))
- PLA : 에스테필
- PLLA : 스컬트라, 올리디아 (120/ 240/ 365), 콜라쥼 (120/ 240), 에버클 (S120/ V240)
- PDLLA : 쥬베룩/ 쥬베룩볼륨
- PDO (울트라콜100/200)

- PCA (앨란쎄) : 필러 → 라퓰렌 (필러, 부스터용)/ 고우리 (부스터용, 출시 예정)
- CaHA (레디어스) : 필러 → 부스터로

((강한 보습 효과 부스터))
- HA+글리세롤 (리바이브)/ 스킨바이브

((재생 성분))
- PN (리쥬란 외)
- PRP/ 줄기세포
- 엑소좀 (ASCE 외 다수..)

((의료기기 대 화장품)) 주사 주입이 가능한 성분인가?
예) 샤넬 (주사)/ ASCE 엑소좀

Bio-stimulators 성분 요약

폴리머 종류	재료	함량	폴리머 함량 %
에스테필	PLA+ PDLLA	200mg	100%
스컬트라	PLLA	150mg	40%
	CMC+Mannitol	90+127.5mg	60%
쥬베룩/ 볼륨	PDLLA	42.5 // 170mg	85%
	HA	7.5 // 30mg	15%
울트라콜 100//200	PDO	100 / 185mg	86/ 92%
	CMC	15 // 15mg	14/ 8%
엘란쎄 (1cc)	PCL	0.3cc	30%
	CMC+Glycerin	0.7cc	70%
레디어스 (1.5cc)	CaHA (외 CMC/글리세린..)	0.45cc	30%

CMC: Caboxy-Methyl-Cellulose
: 입자들이 뭉치지 않게 분산 목적으로 섞임 (2~3주 내에 분해 → 한달 즈음 볼륨 감소)

PLA (Polylactide or Polylactic Acid)

- 옥수수/ 사탕수수 전분에서 Lactic acid (젖산) 추출 및 중합한 고분자 물질
- 생체적합성이 우수하여 미국 FDA에서 인체에 사용으로 승인한 물질
- 생분해성 고분자로서 1~2년 사이에 물과 이산화탄소로 분해
- 수술용 봉합사, 정형외과용 이식재료, 혈관이식재료 등으로 사용

PLA Biodegrading Process

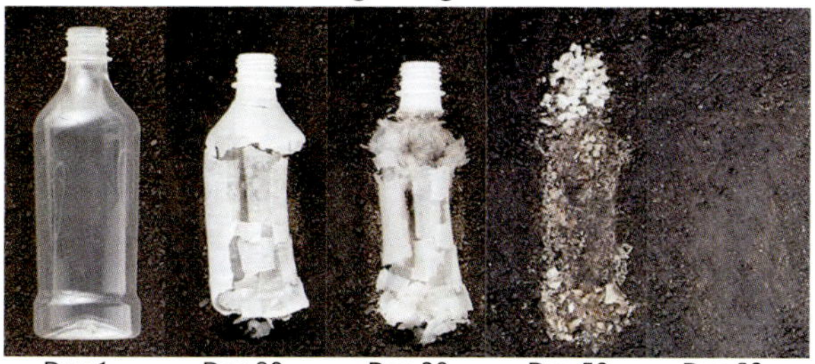

Day 1 Day 28 Day 38 Day 58 Day 80

Collagen Regeneration with polymers

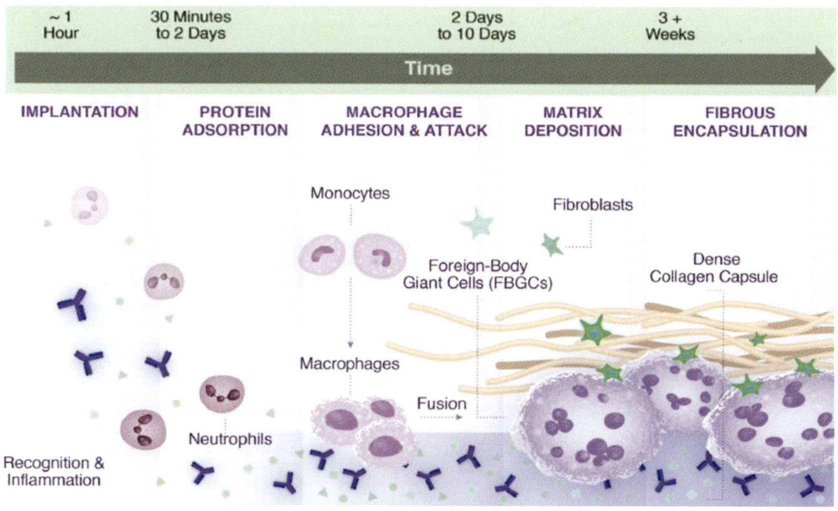

Foreign body reaction+ wound healing effect → 콜라겐 생성

Inflammatory pathway

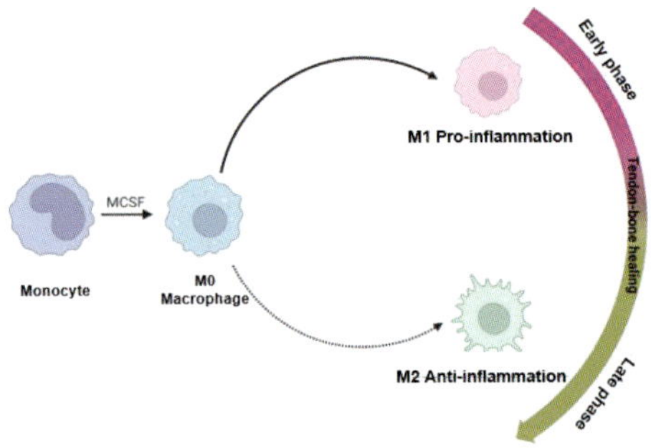

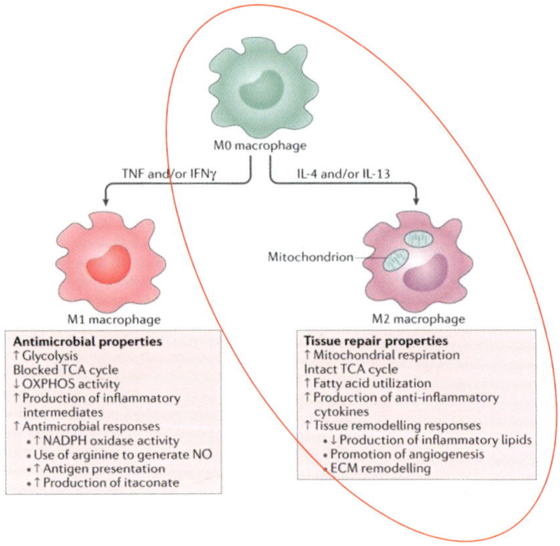

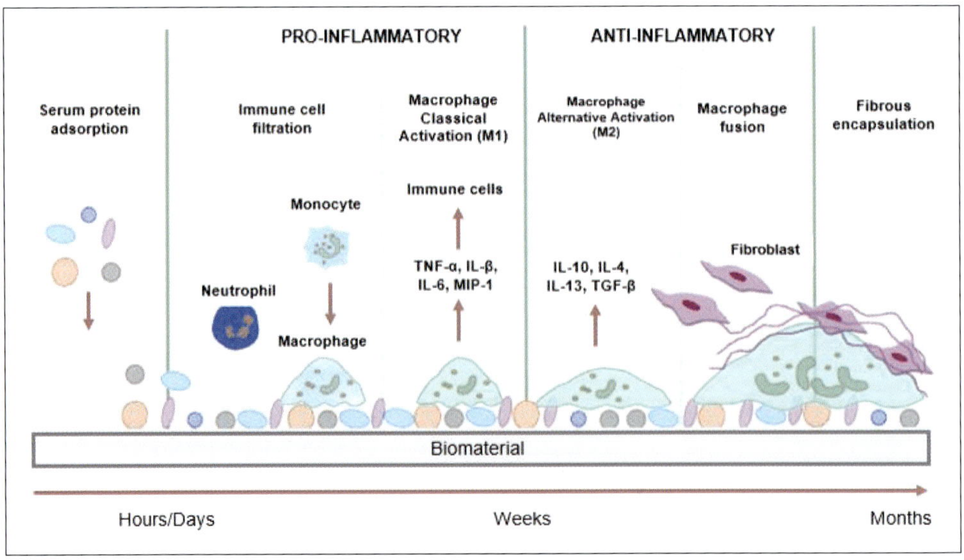

PLLA (sculptra...)

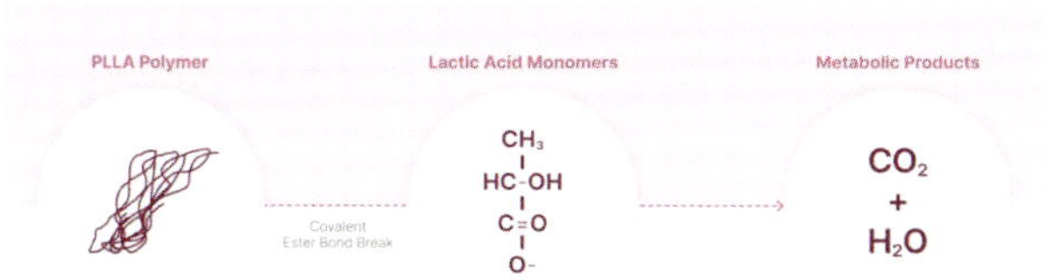

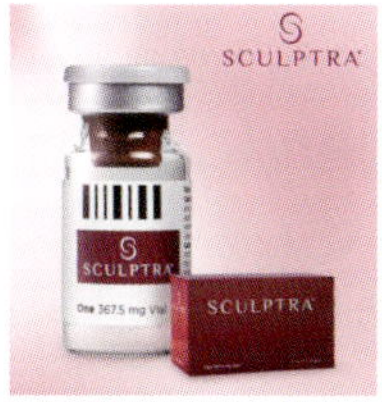

- 대표 브랜드 : 스컬트라
  국내 식약처/ 미국 FDA 승인/ 유럽 CE 인증

1999 : 유럽에서 주름 치료 용도 사용 (CE 인증/ New Fill)
2004 : HIV-associated lipoatrophy로 인한 Facial Volume Loss 치료 목적으로 미국 FDA 승인
2009 : Non-HIV 환자들의 Facial Wrinkle 치료 목적으로 미 FDA 승인
2010 : 안면주름 개선용도 국내 식약처 허가
2011 : 스컬트라® 국내 출시
2021 : 미 FDA 및 유럽 허가사항 추가 (윤곽 및 주름 개선 효과)

PLLA 류의 분화

- 국산 제조사들의 제품군들 다양화되고 있는 추세
- 기본적인 CMC+Mannitol과의 조합

외에 다른 성분과의 조합/ 입자의 구형화/ 내부 구조: 비어있거나 망상형/ 입자 크기의 다양화 등

→ 오랜 분해 기간과 과한 염증 반응을 조절하여 결절 생성의 부작용을 줄여가는 방향으로 변화해 옴

- 새로 출시된 브랜드들은 입자 크기에 따라 2~3가지의 라인업으로 구성

- 에스테필
- 쥬베룩/ 쥬베룩 볼륨
  : PDLLA와 HA의 조합
- 올리디아
  : 120/ 240/ 올리디아(365)
- 콜라움
  : 120/ 240
- 에버클
  : 120, 240

→ 작은 입자와 중량의 제품 라인들은 피부 진피층 주입용으로 모공 및 흉터 개선 목적으로 분화됨

PDLLA (Poly-D, L-Lactic Acid, 쥬베룩)

- 천연에서 추출한 고분자 물질 PLA는 L-form 만 100% 생성, 화학적 변화를 거친 탄소 이성체 D-form과 1:1 결합
- D-form과 L-form이 엇갈려 결합되어 있어 분자간 결합이 느슨하게 되어 있음 **(무정형, Round & Foamy 형태)**
- L-form 100% PLLA에 비해 원료 자체가 섬세하고 부드러운 감촉을 갖고 있으며 녹는점이 낮음
- 쥬베룩은 PDLLA 입자와 HA (Sodium Hyaluronate, 단백질 등이 제거된 HA)를 혼합하여 동결건조함

- 망상구조의 쥬베룩은 생체 내 주입 시, **우수한 조직재생용 세포 전달체**로 유용하게 사용할 수 있음

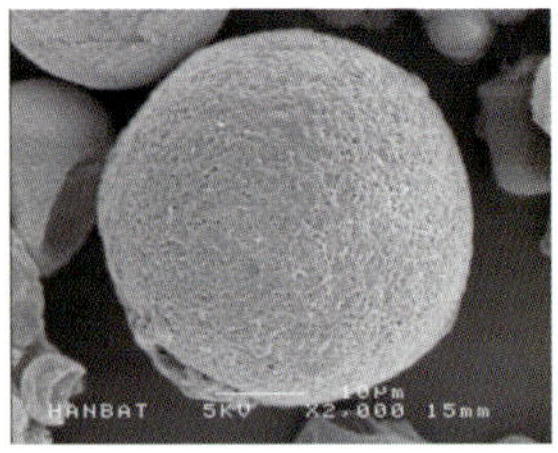

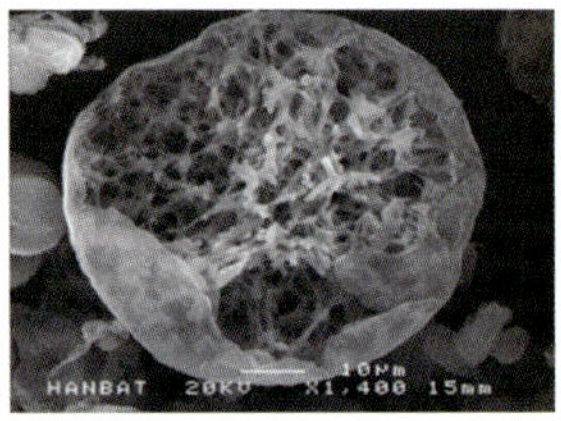

쥬베룩의 2가지 라인

	JUVELOOK	JUVELOOK Volume
주요 성분 및 함량	PDLLA (42.5mg) + HA (7.5mg) 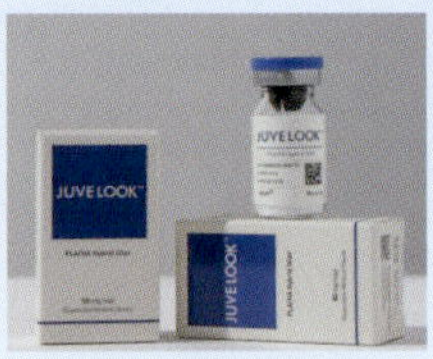	PDLLA (170mg) + HA (30mg) 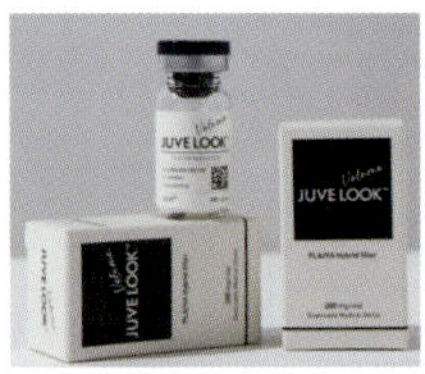
입자 크기	평균 크기 : 24 ㎛ 파티클 90%의 크기 : **34 ㎛**	평균 크기 : 51㎛ 파티클 90%의 크기 : **81 ㎛**
공통 사항	**국내 식약처 허가 및 유럽 CE 인증 (의료기기)** 동결건조 파우더 형태/ 일회용 멸균 의료기기/ 30℃ 이하의 실온에서 보관 (냉동보관 금지)	

대표적 스킨부스터인 리쥬란과의 비교

리쥬란

- **Polynucleotide**
- 33G 바늘 시술/ 31~2G인젝터로 진피층에 주입
- 피부 재생 – **영양 성분 공급**
- 탄력증가, 피부결 개선, 모공 개선, 유수분 밸런스 개선, 피지감소 등
- 2~3주 간격 3회
- 효과 : 약 3~5일 후
  약 3개월 유지
- 1syringe 평균 30~40만원

쥬베룩(스킨)

- **P(D,L)LA 85% + HA 15%**
- 30~31G 바늘/ 31G 인젝터로 진피층에 주입
- 탄력 증가
- 미세주름, 모공 축소, 흉터 개선, Skin Texture 개선
- 3~4주 간격 3회
- 효과 : 15일~1개월 후
  약 1년간 유지
- 1vial 평균 50~70만원

대표적 볼륨 생성형 : 스컬트라와 쥬베룩 볼륨의 비교

	PLLA (SCULPTRA)	PDLLA (JUVELOOK/ JUVELOOK VOL.)
시술효과	볼륨 생성	피부결 개선 볼륨형성
시술 피부 레이어	Sub-Q	Intra-dermal Sub-Q
조직 내 반응	주입 부위에 격렬한 염증 반응 → 파편으로 분해	주입 부위에 중등도의 염증 반응 → 망상구조라 내부부터 분해
이상반응 시 대응방법	수술적 방법 (유리전이 온도 : 60~65도)	RF 등의 열 (유리전이 온도 : 55~60도)
피부 내 잔류 기간	24개월	12~16개월
형태학적 특성	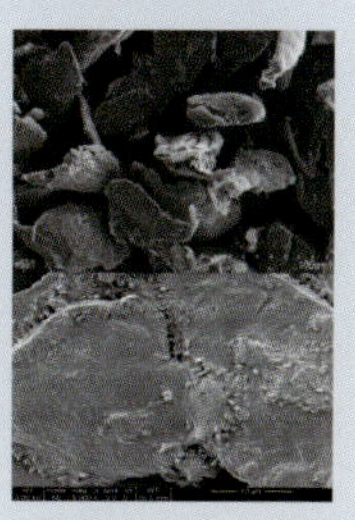 40~63마이크로미터	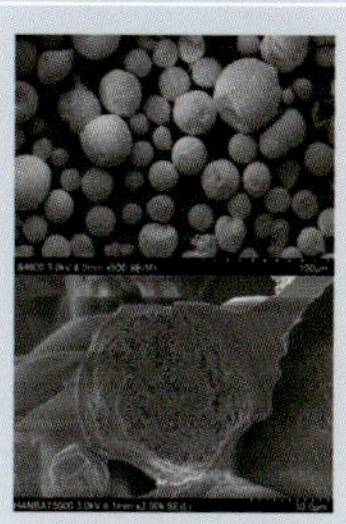 20~80마이크로미터

스컬트라 수화와 시술

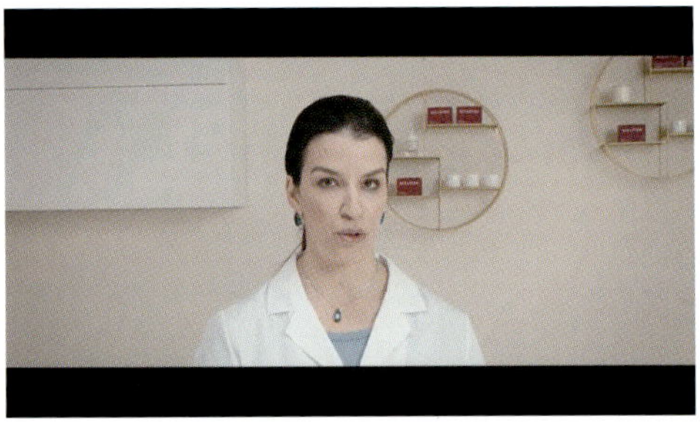

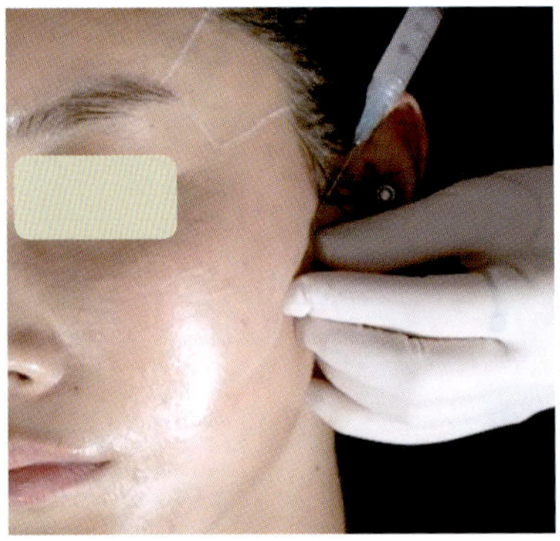

1. 주사용수 5cc 주입해 1분간 강하게 흔들어 섞기
2. 주사용수 3cc 추가해서 젠틀하게 섞기
3. 2% 리도카인 1cc 추가하여 젠틀하게 섞기
4. 18G니들 연결해 약물 뽑기

(3cc 루어락시린지 3개 또는 1cc 시린지로 덜어 사용

→ Subdermal fat layer에 균일하게 retrograde fanning technique 으로 주입하기

→ 침전물 항상 확인

→ 균일한 용액 상태로 주입

→ 입구 부위 약물 몰리지 않게 주의 (짜내기/ ns 주입)

쥬베룩의 수화 준비

쥬베룩 : 총 8cc 내외

생리식염수 6~7cc + 시술 전 약물 믹스

(HA/ 리도카인/cross linked HA/ 보톡스...)

쥬베룩 볼륨 : 생리식염수 6~7cc + 시술 전 약물 믹스

1. 하루 이상 자연 수화한 경우

→ 시술 전 흔들어 섞거나 볼텍스 3분 사용 또는

2. 당일 시술인 경우, 시술 전 30분 이상 볼텍스 수화

** 수화된 약물을 늘 예비해놓기 힘든 상황인 경우, 미리 예약한 케이스별로 수화 진행/ 예약 조정 **

** 냉장 보관하거나 미리 리도카인을 섞게 되면 입자들 간의 응집이 생길 수 있어서, **추가 약물은 시술 직전에 믹스**하도록 함

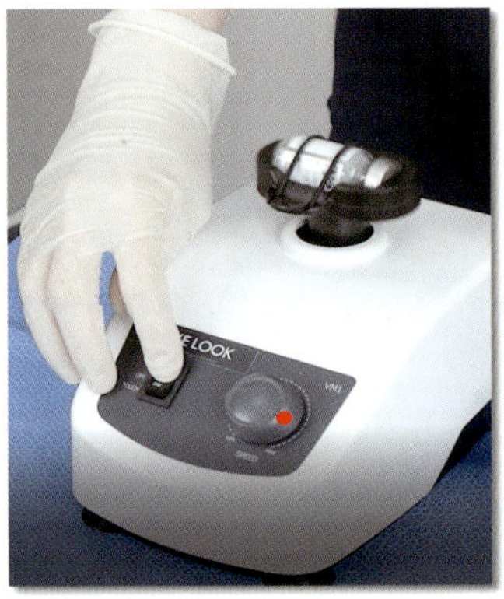

** 남은 약물은 냉장 보관하지 않고, 전량 다 쓰는 것을 원칙으로 한다 **

수화의 변형/ 병원의 "특별한" 노하우?

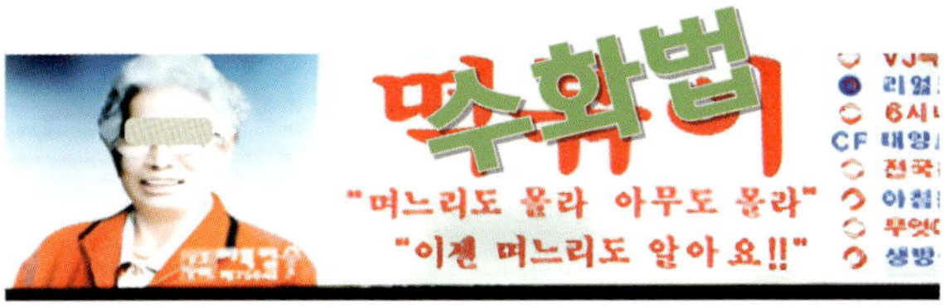

- **스컬트라 :**

멸균증류수(생리식염수)

8cc (+시술전 리도 1cc) → 바로 주입 가능

(변형 : 최소 6시간 이상~48시간 자연 수화 or 주사 2시간 전 롤러믹서 등 사용/ 초음파 프로브를 이용한 진동...)

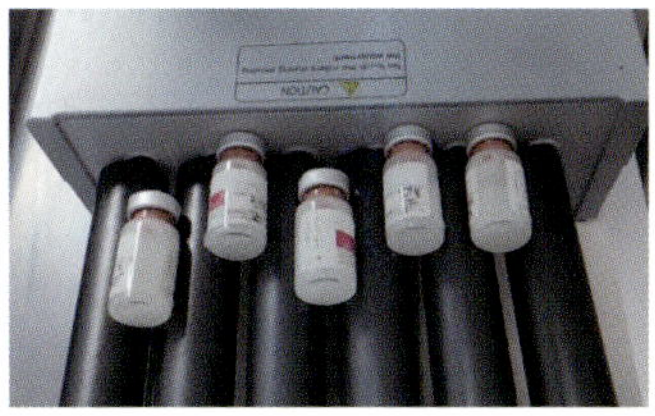

- **쥬베룩 :**

다른 성분 섞지 않기/ 시술 전 온도(30~40도) 주의/ 리도카인은 반드시 시술 직전에 섞기 (미리 섞으면 agglutination+) ....

외 소프트 타입의 필러를 섞기도 함/ 10cc 이상 믹스?

자체의 노하우를 개발해 강조하기 어렵다면, 기본에 충실히~

PDO 성분: 울트라콜

Polydioxanone

: 대표적인 봉합사 성분

가장 입자가 작고, 분해가 빠른 폴리머

피부가 얇은 부위에도 적합한 편

→1병 안에 PDO로 이루어진 미세 구체 200만개는 모노실(12cm) 120개를 넣었을 때의 표면적과 유사

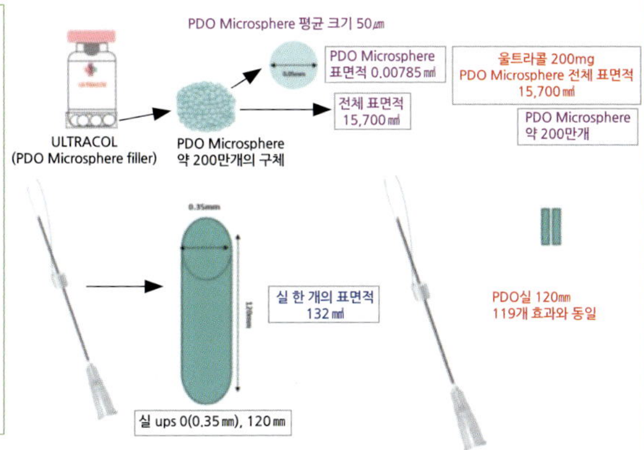

PDO 울트라콜의 수화 및 시술

- 다른 성분들과의 차별점

- 미리 수화해 놓을 필요가 없음/
  환자 시술 준비 중에 수화 가능
- 결절 생성률이 상대적으로 가장 적어서 눈 밑이나 목의 피부 같은 얇은 피부 부위에도 상대적으로 안전한 편

→ 효과적인 면은 상대적으로 떨어지는 편

- 울트라콜100
  : dermal inj. 형
- 울트라콜200
  : subdermal fat layer inj. 형

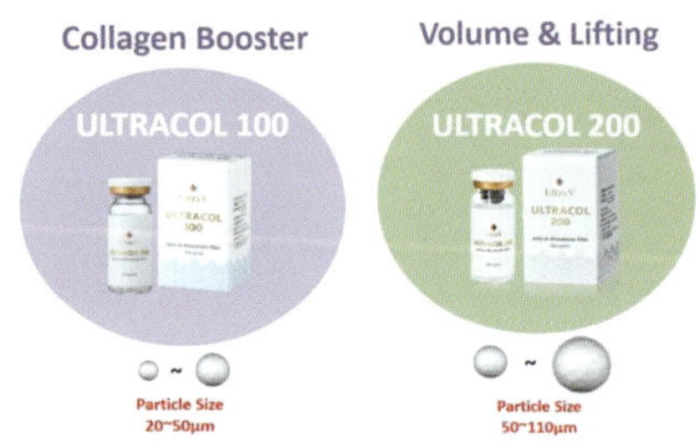

울트라콜 100/ 200의 수화

<<울트라콜100 의 수화>>

- 울트라콜 1바이알 + NS/SW 3CC
→ 1분간 강하게 섞기
→ 30분 후 시술 직전 리도카인 1CC 믹스

- 30G 니들로 1~1.2mm 깊이로 인젝
- 인젝터 : 31~32G 멀티니들
  / 0.8~1.2mm 깊이 설정

<<울트라콜200 의 수화>>

- **얼굴 주입 (총 5cc)**

NS/SW 4cc 주입하여 5분 정도 흔들기
→ 리도카인 1cc 섞기
→ 18g 니들로 바꿔 뽑기
→ 2way 등에 연결하여 시술 중에도 침전물 확인하며 믹싱하기
→ 1cc 시린지에 덜어 시술

- **목 주입시 (총 8cc)**

: hyper-dilution : 7cc + 리도카인 1cc
→ 5~7cm 길이의 케뉼라 사용
→ 스킨보톡스/ 가로주름에 필러 병행 치료

CaHA 부스터 (레디어스):

필러가 아니라 부스터로? → 희석(1:1~1:4)하여 부스터로 활용

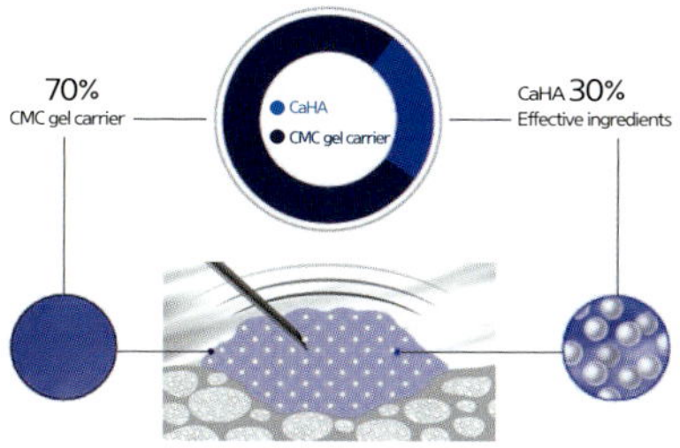

콜라겐 1형, 콜라겐 3형, 엘라스틴, 프로테오글리칸, 신생혈관 형성 등을 7개월 이상 촉진한다고 되어있음 → (사람에 따라) 1년 이상 효과가 유지됨

Radiesse의 장점

- 부작용 적음 : 염증 반응이나 부작용 발생률 낮음
- 피부 개선 효과 : 피부 결, 피부 톤, 홍조, 잔주름 개선 등 전반적인 피부 컨디션 개선에 효과적

** 추천 시술 부위

하관 : 턱 라인 정리

입 주변 잔주름 및 측면 리프팅 효과 : 1:1 비율로 시술 시 가장 효과적인 부위

- 움직이는 주름 부위에도 안전 : 입주변, 목주름
- 손 : 손등에 효과가 좋은 편

(유일하게 손등 적응증에 FDA 승인)

Radiasse의 단점

높은 시술 가격/

훨씬 단단한 결절 형성의 가능성 → 시술/ 조작 주의

RADIESSE® has a unique Mechanism of Action with a triple effect.[5,6,7,8]

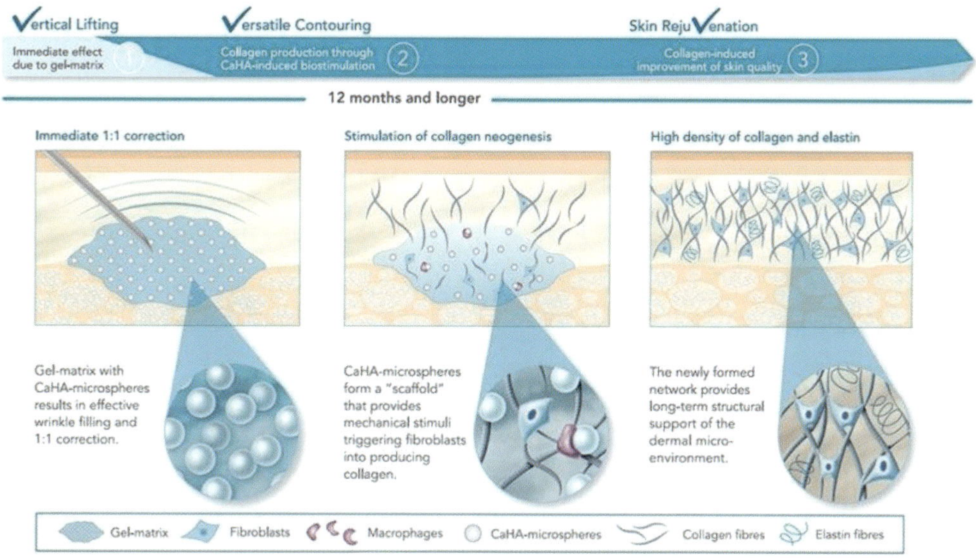

Merz사 CaHA필러 부스터

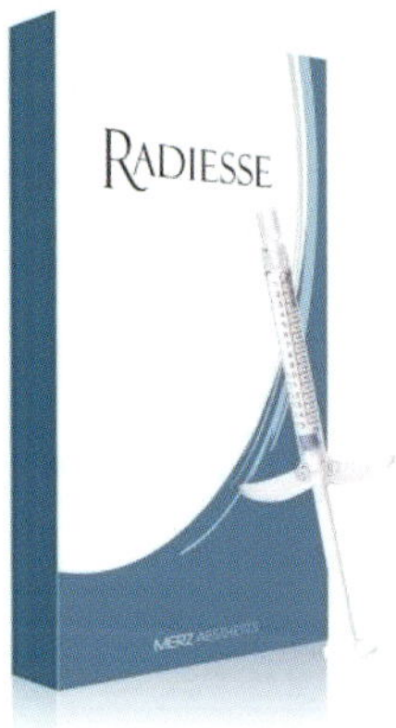

1.5cc 단위

국산 CaHA필러 부스터

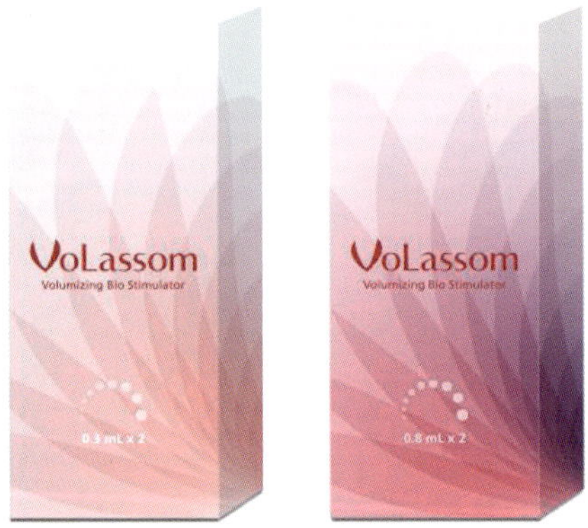

0.3cc 단위 *2
0.8cc 단위 *2

레디어스의 희석과 시술

- 기본적으로 1:1 희석 추천
  : 1 syringe - 1.5cc
  → 레디어스 1.5cc + 리도카인 1.5cc

- 피부가 얇거나 시술 범위가 넓다면 희석 배율을 올림

- (1:2, 1:3) 배율이 올라갈수록 침전이 더 잘 생김
  → 배율이 올라가면 리도카인 농도가 올라가므로 식염수나 HA 등과 같이 믹스
  예) 1:3희석 : 레디어스 1.5cc + 리도카인 2.5cc + HA 2cc = 총 6cc

- 적정한 주입 층 : 시술 시 너무 얕거나 깊지 않은, **immediate Subdermal layer**에 주입하는 것이 중요
- Puncture Point : Puncture site 근처에서 뭉침 현상이 발생하지 않도록, 자입부에서 적정 거리를 둔 시점에서 주입. 주입 이후 자입 부위를 가볍게 눌러 자입점 부위에 희석된 레디어스가 뭉쳐서 생길 수 있는 Nodule 방지

- CaHA는 PDLLA보다 환자 만족도가 더 높다고 평가되며, 특히 고령의 환자나 피부가 얇은 환자에게 효과적이었음

- 피부 개선 효과 : CaHA는 주름 개선 외에도 피부 결(Skin texture)과 피부 톤(Skin tone) 개선에도 탁월/ 신생혈관생성으로 탈모 개선에도 효과 있다는 보고 있음

- 희석 비율 : 희석비율(Dilution ratio)은 시술 목적에 따라 다양하게 조정할 수 있어, 환자의 상태와 시술 부위에 따른 희석 비율의 변화 필요

기타 성분의 폴리머

- **PCL** (라풀란/ 고우리(출시 예정))

  : 엘란쎄는 원액으로 필러처럼 사용하기를 권장하여 왔음

  (희석할수록 CMC의 버퍼 작용을 억제해 결절 가능성 높아짐,

  이제는 PCL의 입자를 변형하거나 액상으로 만들어서 부스터로 진입하고 있음)

  → 라풀란 : 입자에 수많은 타공이 된 다공성 제형으로 출시→

  희석하여 부스터로 사용 (1:4~1:7)

수가 책정 : 1병당? 1cc당?

* **볼륨 형성형인 경우**: 스컬트라 (9cc)/ 쥬베룩 (8cc)/ 울트라콜 (5cc)..

(비할증) 1병당 원가 : 30만원/ 22만원/ 20만원

- **진피 주입형인 경우** : 1/3 병? 반 병? 한 병? ...

예) 쥬베룩 total mix : 6cc~10cc

→ 반 병 사용? 한 병 다 사용? 1cc당 수가로 책정?

스킨부스터 시술의 적용

진피형 부스터 : 인젝터를 이용한 주입

1. 하이쿡스
2. 더마샤인
3. 에어샷
4. 포텐자 펌핑팁
5. 미라셀
6. 큐어셀

- 쥬베룩의 경우

  : 4~6cc로 수화하여 회당 2~3cc를 뽑아서 리도카인/ HA 등과 믹스하여 4~5cc 주입

- 수기 시술도 가능 : 30~31g 니들 사용 (더 작은 게이지는 잘 막힘)
  (결절 생성에 유의하면서 소량씩 주사 후 마사지/ 초음파 후 관리)
- 보통 인젝터 9핀 니들 : 31g/ 32g 임 (0.02~0.04cc씩 주입 조정 가능)
  수화가 잘 안된 경우 : 약물이 많이 새거나 바늘이 막혀 주입 시 에러가 나기도 함
  (2~3일 충분히 자연 수화 과정을 거친 경우 새는 현상 최소화)
- 시술 직전에 30번 이상 2/3 way로 믹싱함

수기 주입법

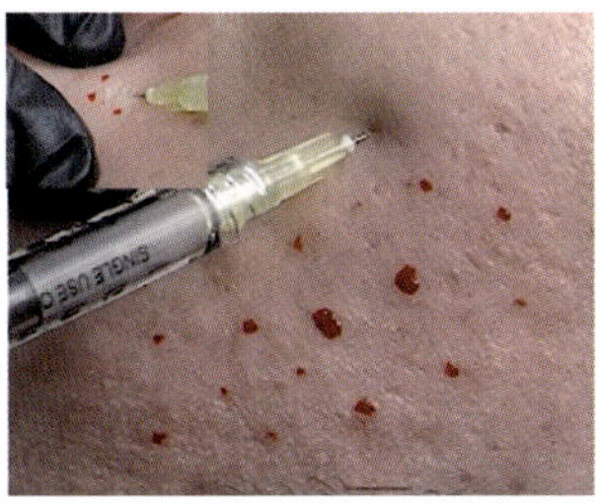

인젝터 주입법

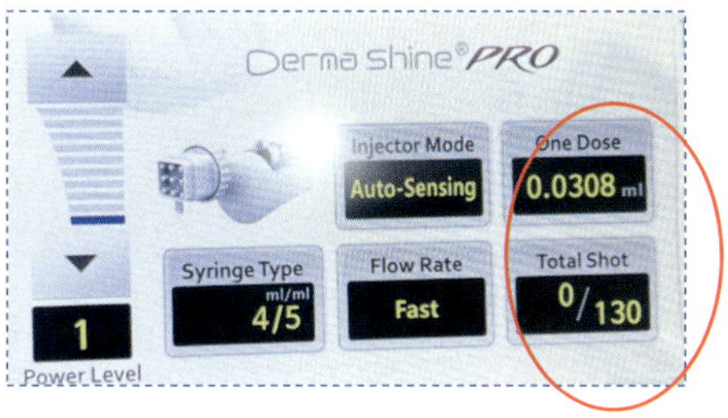

** 인젝터로 음압의 파워/ 한 샷의 주입 양 (총 샷수) 셋팅하여 시술
(31G 멀티니들 추천) one shot의 dose : 0.02~0.05cc 정도

** 다른 시술들과의 병합 치료 : 마이크로니들고주파 (포텐자, 실펌, 시크릿..)
/ 프락셀, 멀티셀
여드름 흉터의 경우 개별 치료 병행 시 (솔더링/ 도트필/ 섭시젼) 효과 더 좋음

볼륨형 부스터 : 케뉼라를 활용한 주입

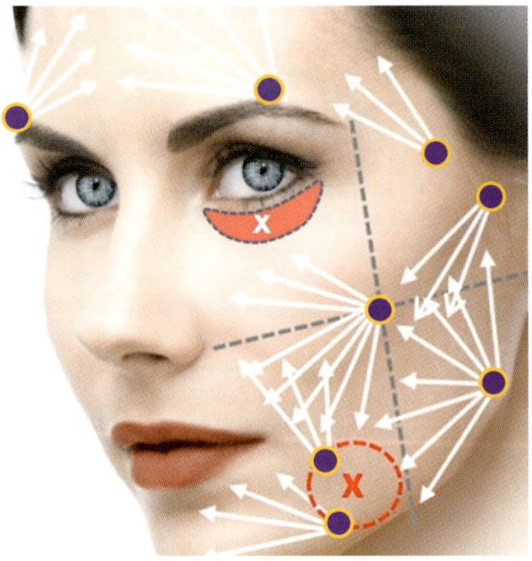

** 시술 추천하지 않는 부위

1. 눈밑
2. 목
3. jowl fat 부위
4. 이마 : 상대적으로 주의

** 필러처럼 혈관사고는 없다??

** 부스터 종류에 따라 시술 가능 부위가 차이가 있음

시술 중 주의 사항

- 폴리머 주입 시 항상 침전물이 형성될 가능성이 있으므로 늘 확인하면서 필요 시 추가 믹싱을 진행하면서 주입함
- 1cc 시린지에 덜어서 사용하는 과정 : 병에서 직접 뽑을 때는 18G 니들로 빼고 주입용 바늘을 바꿔 낀 후 시술
- 특히 큰 입자의 폴리머들은 눈 밑이나 목 피부 같은 얇은 부위에는 시술하지 않는다.
- 한 군데에 뭉치지 않게 골고루 소량씩 균일하게 주입한다.
- 시술 후 마사지 : 항생제 연고 도포 후 조금 강한 압력으로 마사지해 주면서 직후 퍼지지 않는 결절은 생리식염수를 주사해준다.
- 환자 교육 : 예시) 555 마사지

  초기 결절이 만져질 때 가능한 빠른 시일 내 내원하여 처치 받기

시술 과정 및 동영상

스킨부스터 : 수기 주사/ 인젝터 사용

- 바늘 게이지 주의하기
- 쥬베룩/ 울트라콜100
- 함께 섞을 수 있는 성분들
  : 비가교 히알루론산/ PDRN/ 리도카인 →
  총 3~6cc 주입

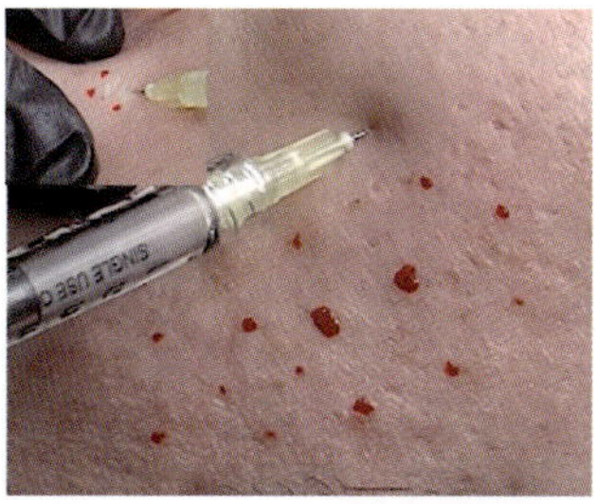

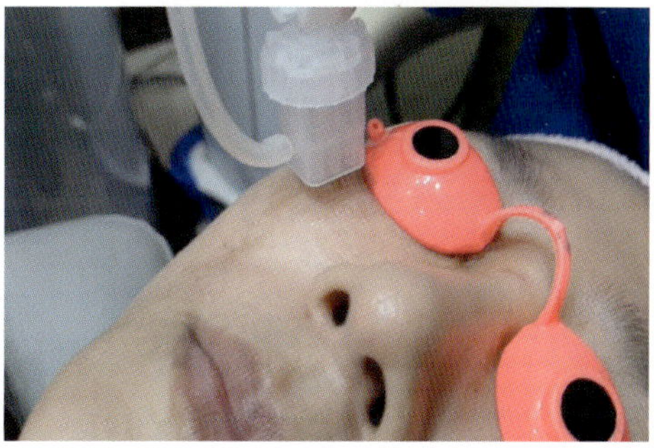

볼륨 생성형 부스터 (케뉼라 시술)

1. 디자인
2. 크림마취 (+/- 신경마취)
3. 시술 부위 소독
4. 시술 부위 puncture
5. 보통 23g~25g 5cm 케뉼라 사용/ 1cc 루어락 시린지에 덜어서 주입하기
6. *** 침전물이 생기지 않게 넣기 직전까지 믹스하기 (2way, 3way 커넥터) **
7. 종료 후 마사지/ 테이핑
8. 진정

2WAY믹스 영상

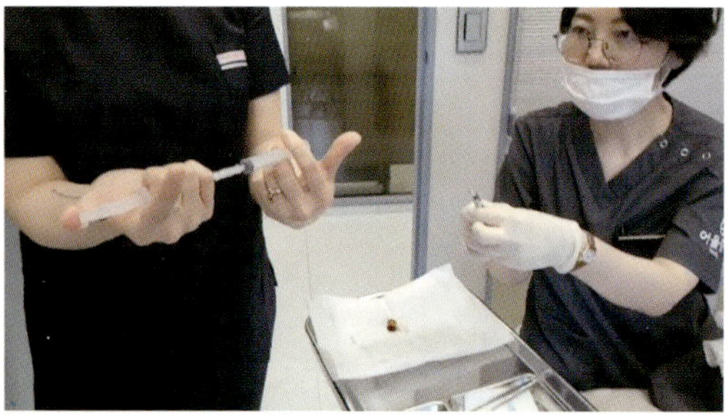

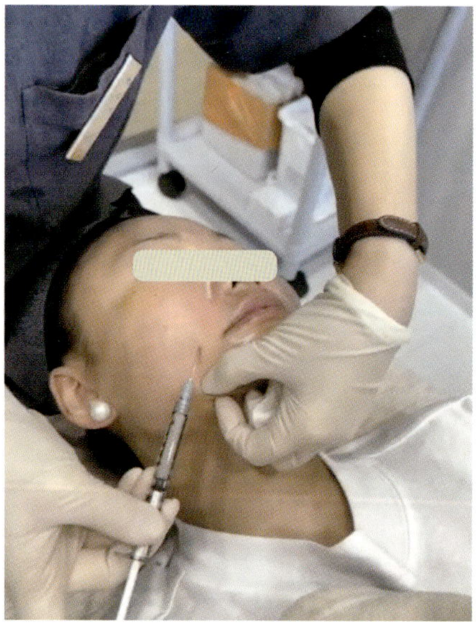

진피형 부스터 전후 CASE - (출처) 업체 제공

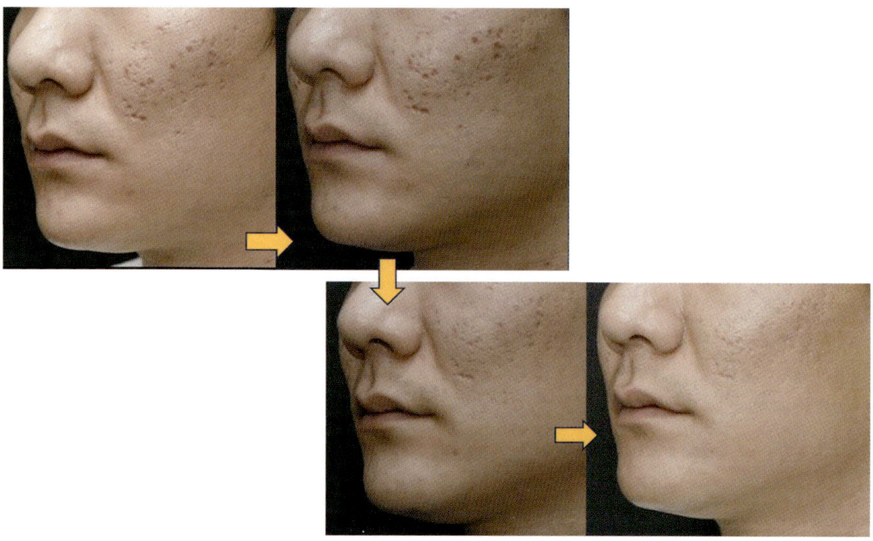

5달에 걸쳐 1차, 2~4차(+쥬베룩) 미세바늘고주파 흉터 재생술

(출처) 업체 제공

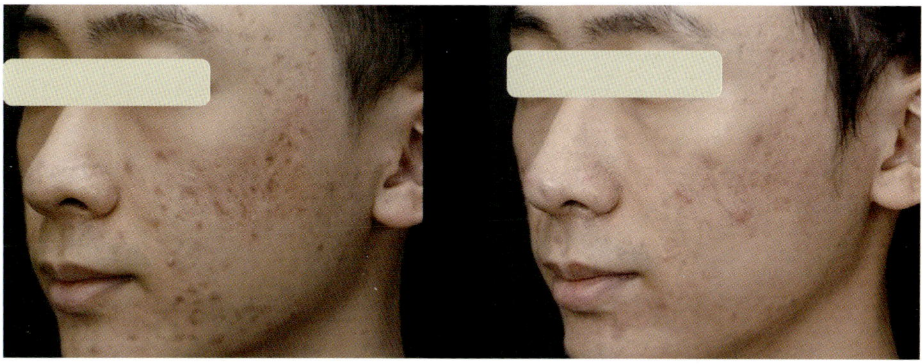

미세바늘고주파 + 쥬베룩 3회 치료 경과

볼륨형 부스터 시술 전후

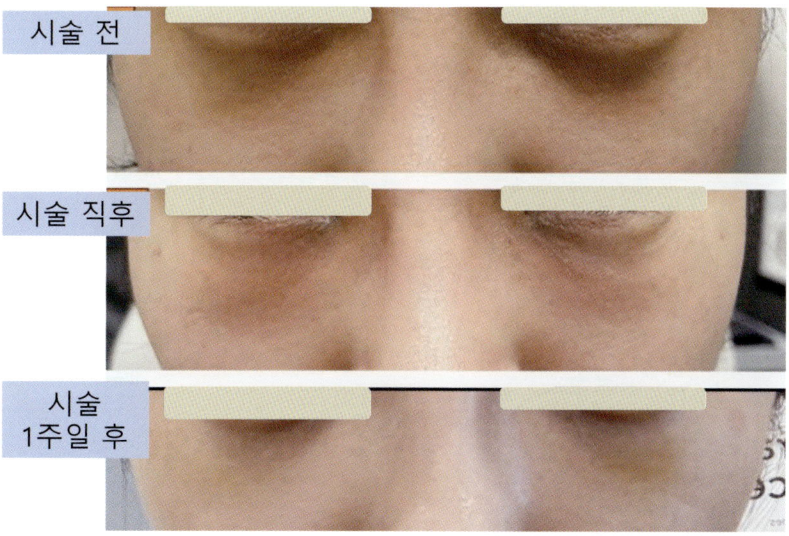

울트라콜200 눈밑 1.6cc 주입 1차 시술 전후

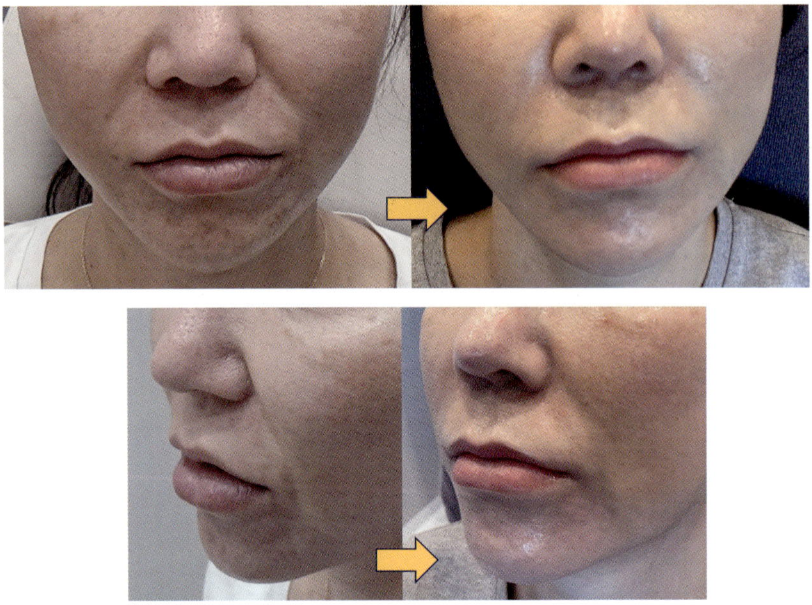

쥬베룩볼륨 팔자/ 입주변/ 옆볼 2회 후 경과 (3차 전)

볼륨형 부스터 시술 전후

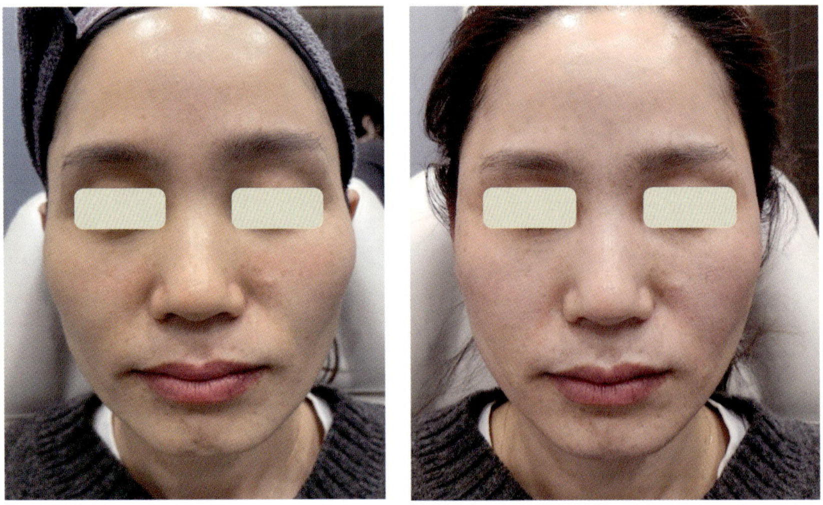

시술내용

1. 관자 필러 2cc// 옆볼꺼짐 필러 2cc

2. 눈밑/ 팔자주름 : 울트라콜200 (3차까지 계획)

볼륨형 부스터 시술 전후

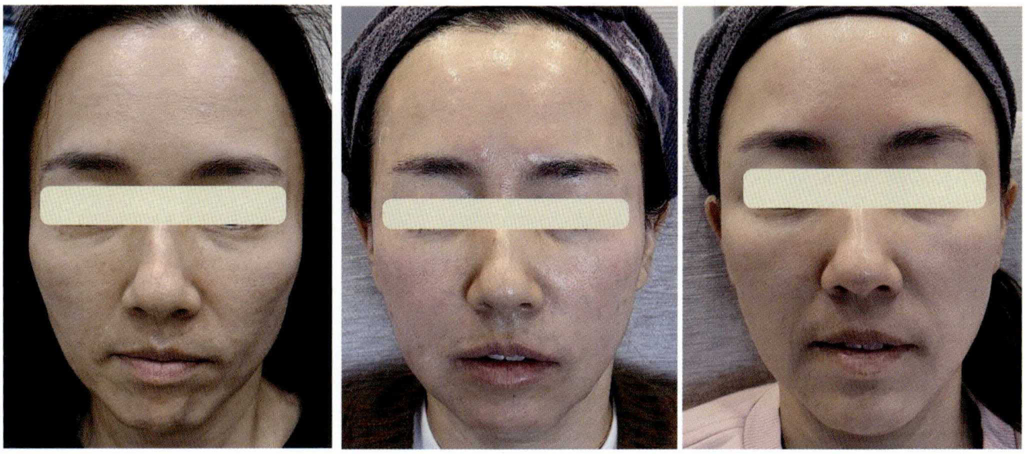

하안부 쥬베룩 3차 직전

**시술내용 **

1. 관자필러 2cc/ 눈밑필러 0.6cc/ 입꼬리필러 0.4cc
2. 하안부(팔자/ 턱주변/ 옆볼) : 쥬베룩볼륨 1병(8cc)
3. 이마/ 미간/ 자갈턱 보톡스

CASE

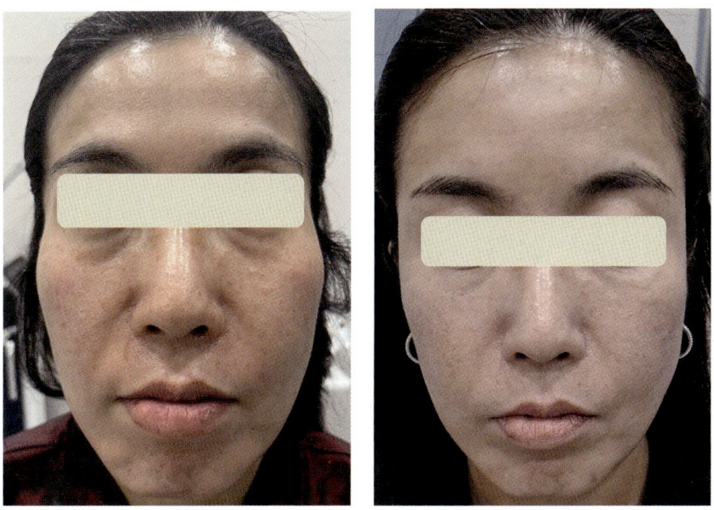

시술 전 | 1주일 후

관자필러 3cc, 이마필러 2cc/ 눈밑, 입주변 울트라콜 2회
3차는 장기보류 중

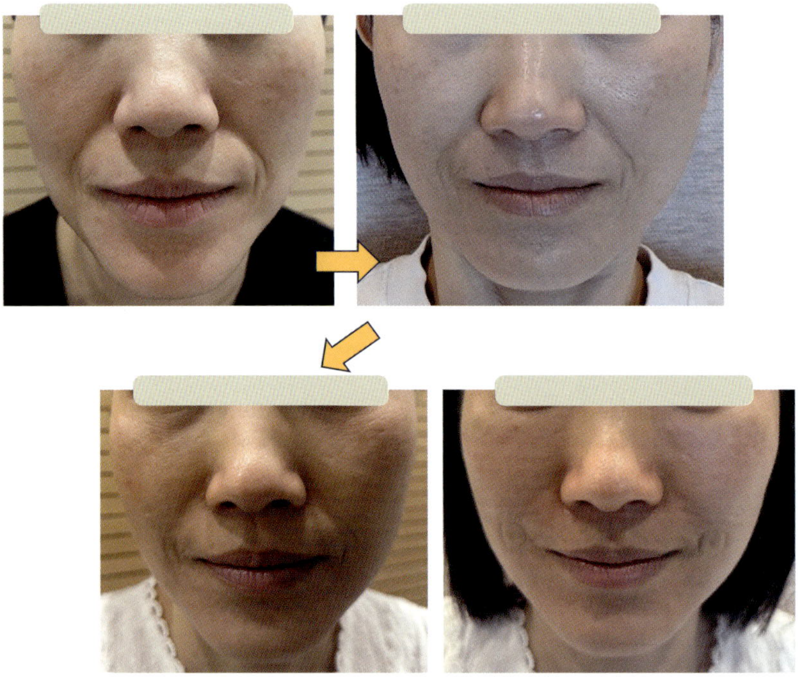

CASE) 52세 여성- 필러 거부형

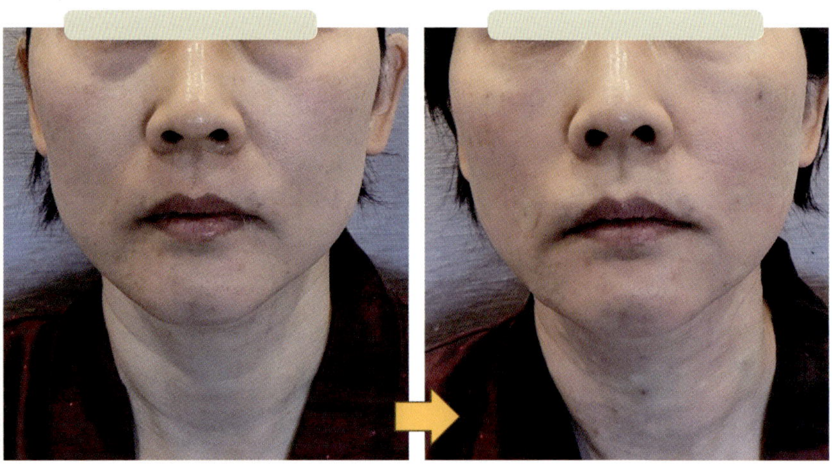

울트라콜200 + 쥬베룩볼륨 3차 중 1차 시술 직후 모습

: 울트라콜 - 눈밑 1.5cc/ 목 피부 전반 (3cc+리도/ HA 3cc=6cc)

: 쥬베룩볼륨 8cc : 팔자주름, 턱주변, 옆볼꺼짐

: 목 - 스킨보톡스

목 피부의 탄력 시술 시 다른 보조적인 시술과 같이 해야 효과적임
: 세로주름 보톡스, 가로주름 필러...

Nefertiti lift : 보톡스를 이용한 비수술적 목리프팅

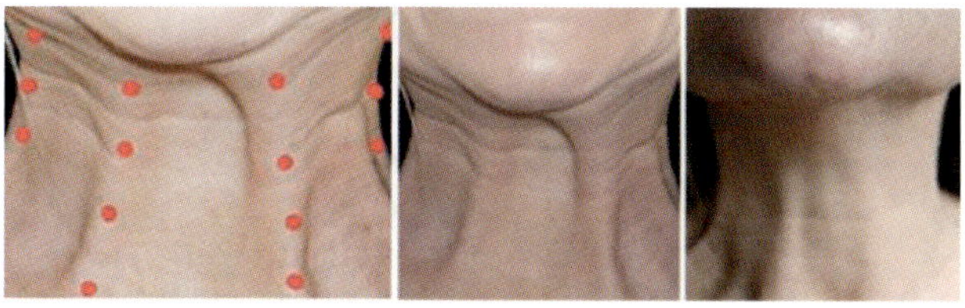

목의 세로 밴드 보톡스 시술포인트와 경과

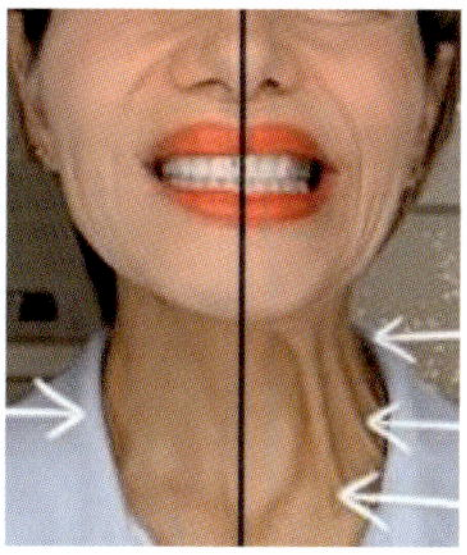

Side treated with Botox

Un-treated neck cords

외국 의사의 셀프시술 경과: 한쪽만 시술 후 비교

시술의 부작용

- 1주일 내외의 일시적인 시술 부작용 : 붓기/ 멍....
- 반영구적인 시술 부작용: 결절과 육아종
- 치명적인 시술 부작용 :

  쥬베룩 볼륨 실명 사고??

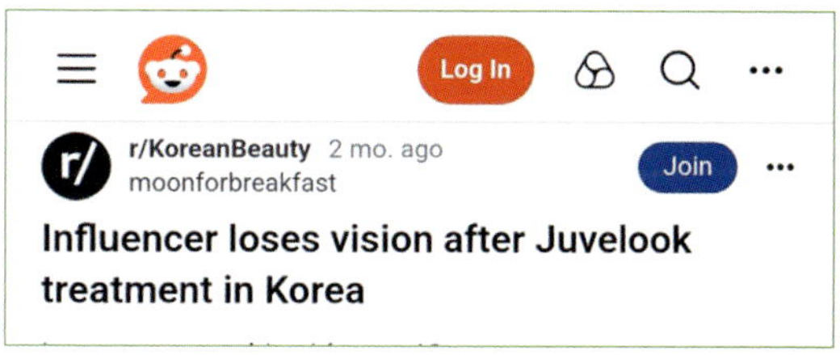

다양한 결절/ 육아종 case

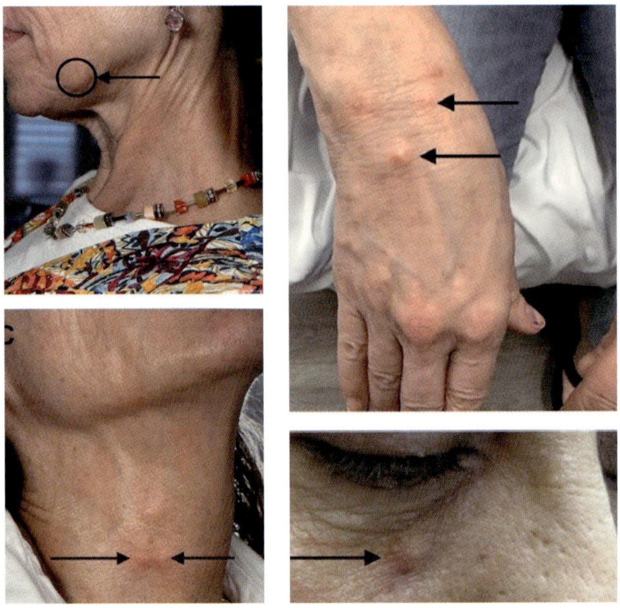

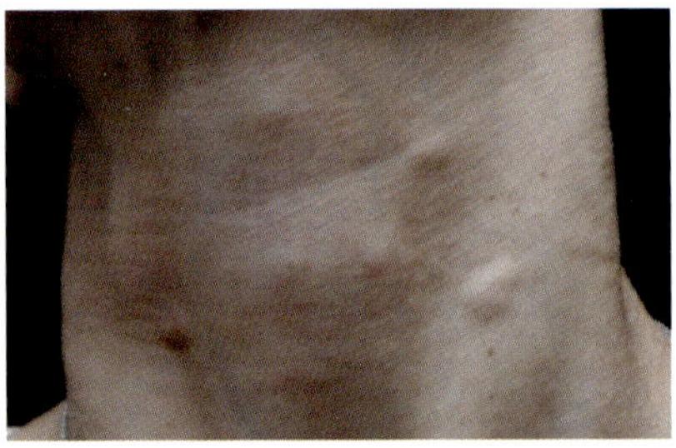

Cutis. 2022 June;109(6):E15-E17

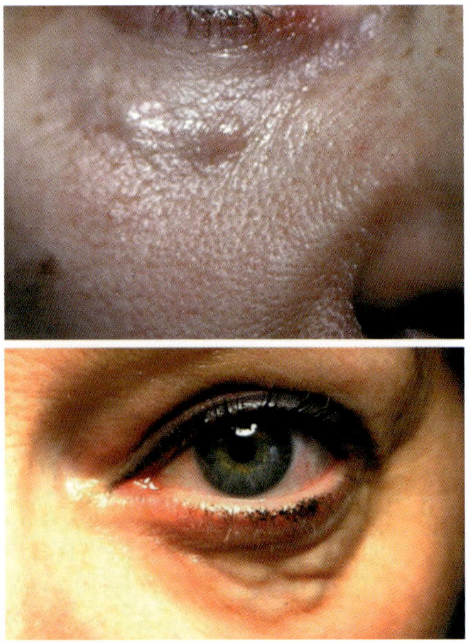

발췌 : Foreign Body Granulomas after All Injectable Dermal Fillers: I. Possible Causes
July 2009 Plastic & Reconstructive Surgery
123(6):1842-63

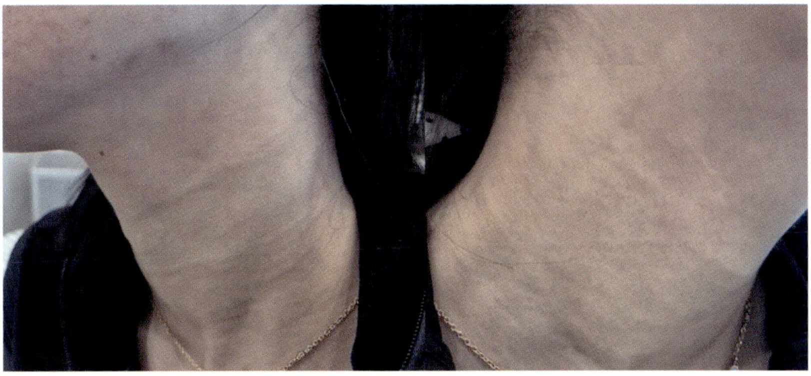

2달 전 타원에서 목주름 콜라겐 주사를 맞았다는 20대 초반 여성

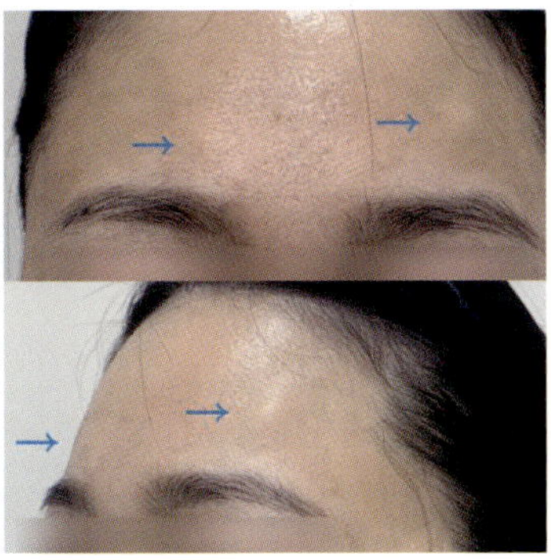

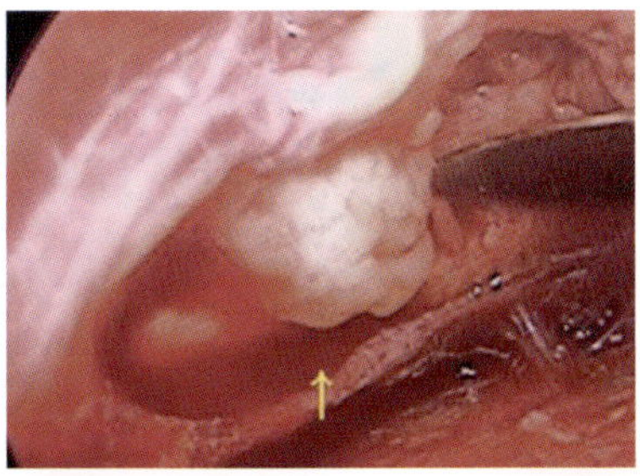

쥬베룩 육아종

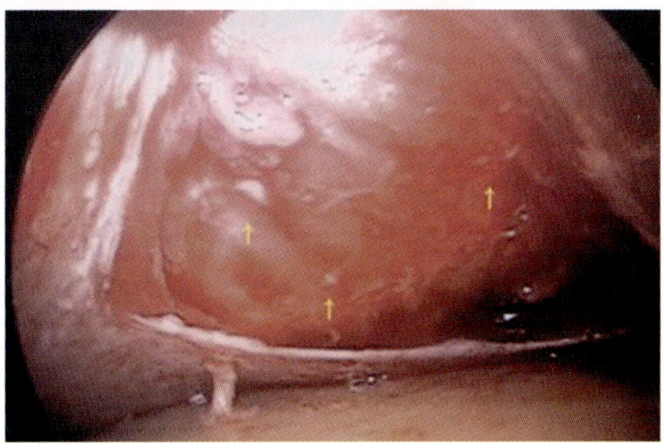

*** 성형외과의 내시경하 육아종 절제 장면

결절 치료 방법

<<<< 초기 결절 >>>

시술 후 생기는 붓기와 멍은 대체로 1주일 내외로 사라지고,
붓기가 가라앉고 1~2주 후에 단단한 뭉침이나 결절이 만져진다면 즉시 내원하여 처치하도록 함 (초기에 발견해서 처치할수록 경과가 좋음)

**** 초기 결절 처치 시술 ****

1. 해당 부위에 생리식염수 (+/- 히알라제)를 소량 주입하고 강하게 마사지
2. 이후 강한 열을 주는 니들 고주파 장비 (1pin/ subcision 니들)를 이용해 녹임
   보통 1~2일 후 가라앉지만, 심한 경우 4~5일 후 가라앉기도 함
   증상이 심한 경우 1주일 간격으로 2~3차례 반복
3. 만약 필러와 같이 시술한 부위라면, 필러에 의한 뭉침의 가능성도 있기 때문에 히알라제 주사 시도

<<< 중/ 후기 (시술 후 한 달 이상 경과 후)의 결절 >>>

- 초기 결절과 처치 비슷/ 시술 횟수가 더 많이/ 오래 걸림
- 조금 더 적극적으로 고주파 미세바늘을 이용해 결절을 물리적으로 직접 녹여내는 방식을 활용
- 다만, 증상이 심하거나 위의 방법으로도 작아지지 않는다면, 조심스럽게 스테로이드 주사도 고려해 볼 수 있음. *트리암 주사는* 조심스럽게 접근해야 함

  → 평균적으로는 1~2주 간격으로 2~4회 정도 시술 시 대부분 소실
- 주입한 성분에 따라 결절의 경과 달라질 수 있음
- 수술적 제거를 고려해야 할 수도 있음

Nodule 생성 시 대처 프로토콜

Visible??
눈에 보이는 경우에 치료

평가 : 결절이 보이는가?
거슬리는가?

NO → 치료 안함/ 자연 분해 기다림

YES → 1단계 치료
희석/ 진동/ 열역학적인 방법

2단계 : 약물/ 레이저 치료
- dexa, triamcinolone, 5-FU
- 어븀/ CO2 laser
- HIFU

3단계 : 침습적인 시술
- Microcanula 흡입술
- 수술적 제거

1단계 치료

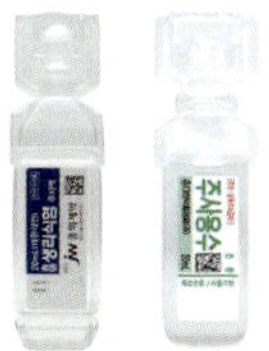

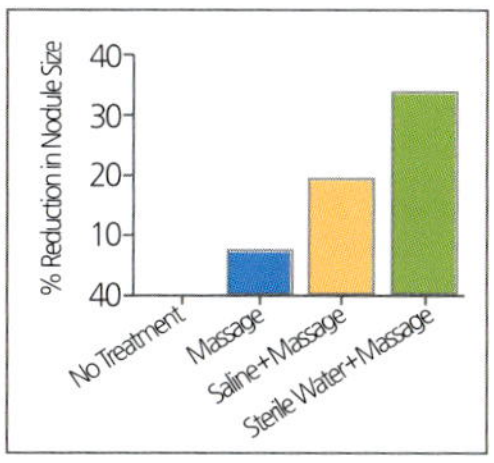

- 결절 부위 희석하여 퍼트리기 :
  NS나 SW 주사 후 강하게 마사지

* 고주파니들링 활용하면서 마사지

고주파 + 마사지로 예열 → 멸균주사용수 + 리도카인 (+/-히알라제)>를 섞어 주사 후 마사지

2~3단계 치료

- 트리암 주사 시 주변 피부 함몰 주의하기
  (참고 예시) 5-FU 1cc + 덱사 0.5cc + 트리암 0.1cc=1.6cc
  → 결절 부피에 맞춰 소량씩 주사 (1ml 당 0.1~0.2cc)
- CO2 레이저 제거
- 수술적 절개 후 제거/ 흡입

결절의 예방

- 결절의 생성은 의사 측의 요인과 환자 측의 요인이 섞인 복합적인 결과물

- 시술자의 입장에서 컨트롤할 수 있는 부분은

1. 시술 시 주입 물질의 수화와 희석을 잘 해서 재료 준비하기
2. 시술 시 주입한 성분이 한 군데 집중되지 않게 골고루 섬세하게 주입하는 것
3. **눈 밑/ 목 피부** 같은 피부가 얇은 부위에는 무리한 시술을 하지 않는 것
4. 경과에 대한 추적관찰 잘 하기

- 환자 측의 체질적인 부분이나 면역학적인 반응 정도는 조절할 수 있는 부분은 아님

→ 특히 움직임이 많은 부위라면 자가 마사지를 권고 (예 : 스컬트라-555)
→ 부작용 증상에 대한 인지와 경과에 대한 진료
→ 부작용이 생겼을 시 초기에 치료받을 수 있도록 함

스마일 클리닉 영상으로 잠깐 쉬어갈까요~

https://www.youtube.com/clip/UgkxVkDS0XYw3EMoYbuUlMAGs4dvqQHk2ma

리프팅 2: 집적초음파 리프팅 장비 기타 장비들 간단 리뷰

울쎄라/슈링크(유니버스) 외 …

기타 리프팅 장비 : 3파장 레이저 리프팅
마이크로웨이브 리프팅
EMS원리(HIFES)

HIFU (High-Intensity Focused Ultrasound)

- HIFU : 고강도 집속 초음파 (High-Intensity Focused Ultrasound)

  피부 속 특정 부위에 돋보기로 햇빛을 한 점에 모으듯이 초음파 에너지를 집중시켜 열을 발생시키는 기술/ 햇빛을 돋보기로 모아 한 점에 집중시키는 원리와 유사

  초음파 에너지 열 (60~70도)에 의해 생성되는 응고점을 **TCP (Thermal Coagulation Point)**라고 함

  HIFU 시술의 효과는 얼마나 정확하고 효과적으로 TCP를 생성하는지에 달려있음
- 피부 표면의 손상 없이 진피층 및 근막층 (SMAS층)에 콜라겐 재생 유도
- **다양한 깊이에 조사 : 1.5mm, 2mm, 3mm, 4.5mm, 6mm.....**

  HIFU 장비는 다양한 종류의 트랜스듀서를 사용하여 피부 표면에서부터 근막층까지 여러 깊이에 초음파 에너지를 전달

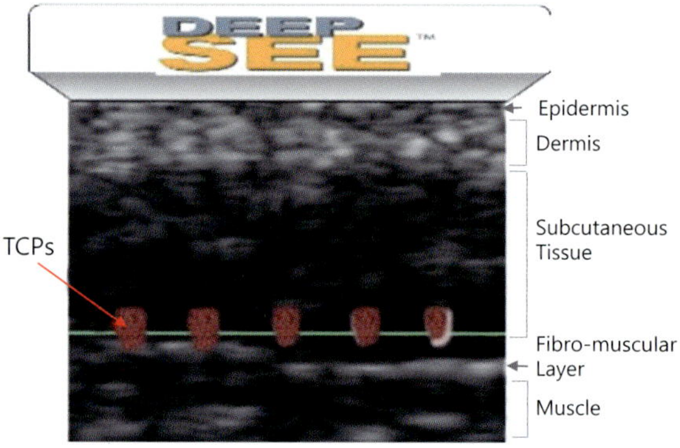

열 효과 (Thermal effect)

- 울트라 사운드 에너지는 초점 부위에 전달
- 열 응고 포인트 (thermal coagulation points, TCP)
- "Wound healing" 반응 시작
- 콜라겐 재생

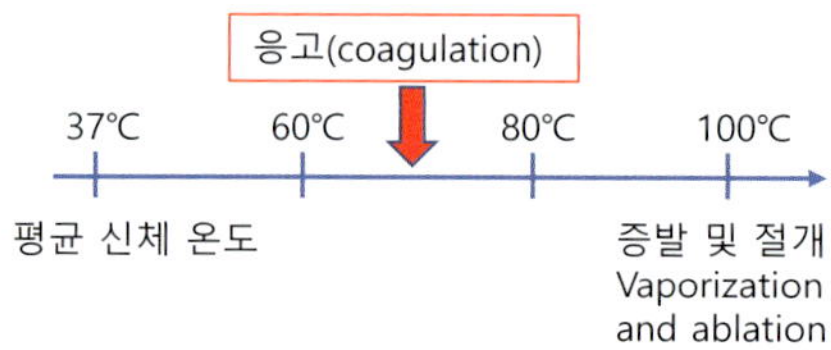

조절 가능한 에너지 레벨

HIFU 장비는 에너지 레벨을 조절하여 TCP의 크기와 깊이를 조절할 수 있으며, 시술 부위와 목적에 따라 적절한 에너지 레벨을 설정하여 시술함

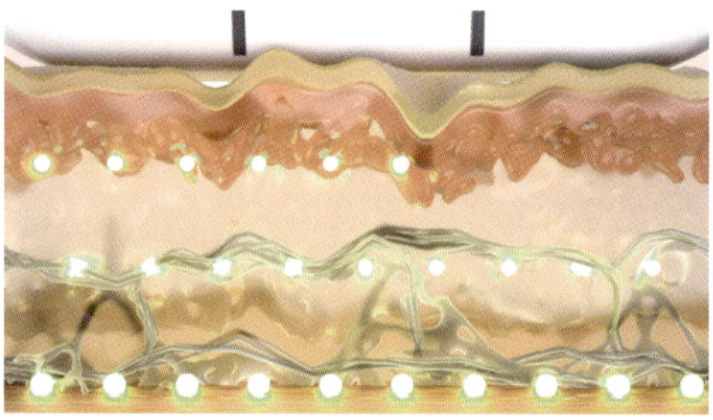

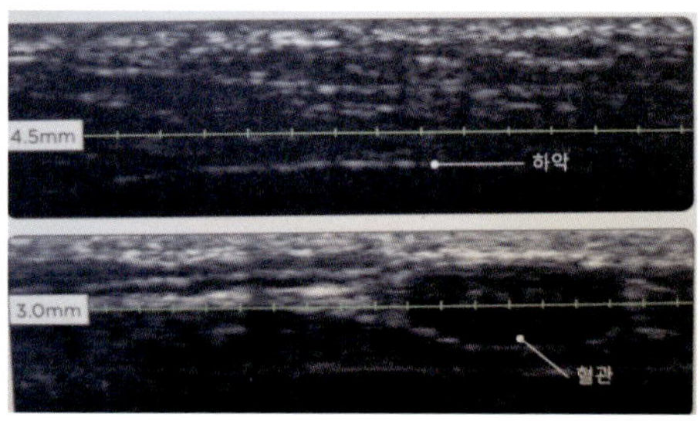

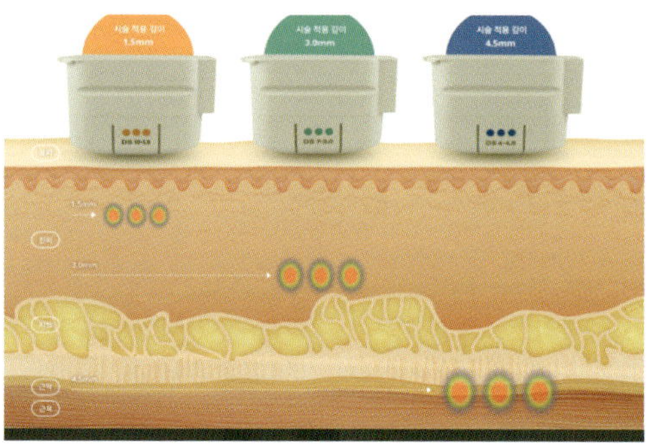

- TCP를 줄줄이 만들어 주는 게 1shot (길이 : 2.5cm)
- 깊이 별 조절
- 강도 : TCP의 크기

울쎄라의 등장

- **Ulthera** - 2009년 FDA 승인
  미국 FDA 최초 승인, 세계 최초의 비수술적 안면 리프팅 (non-invasive lift of skin on the eyebrow)
- 2012~2014년
  FDA 추가 승인 : 목/ 턱선/ 데콜테
  전 세계적으로 상용화 시작 (한국, 일본, 유럽에서 급속 확산)
- 2014년 - Ulthera Inc. → 독일계 글로벌 제약사 **Merz Pharmaceuticals가 인수**→ 본격적인 글로벌 마케팅
- **실시간 영상 유도 (See & Treat)/ Deep See**
- 2012년 이후~ - 국내에서는 더블로, 울트라포머(슈링크의 전신) 등의 HIFU 장비가 후속으로 등장하면서, 울쎄라는 프리미엄 고급형으로 포지셔닝
- 2025년 - 울쎄라2인 울쎄라피 프라임 출시

국산 장비들

1. **슈링크/ 슈링크유니버스** : 클래시스사/ MP+Dot모드/ 특히 MP모드 속도 평균대비 2배/ 1.5mm, 2mm, 3mm, 4.5mm
2. **더블로골드** : 하이로닉사/ dot MFU/ 1초당 0.6샷의 속도/ 1.5mm, 3mm/ 4.5mm/ 실시간 영상 확인+/
3. **리프테라 2** : 아스테라시스사/ dot+sliding+RF/ 초당 5샷?/ 1.5mm, 3mm, 4.5mm+RF
4. **리니어지** : 제이시스사/ sot+linear/ 4.5mm, 6mm, 9mm
5. **텐쎄라**.....

울쎄라로 시작된 HIFU 장비들의 전성 시대

- 장비들의 역사와 종류들 : 울쎄라/ 더블로 이후,
  특허 만료 이후 춘추전국시대 (슈링크/ 리프테라/텐쎄라/ 리니어지...)
  양방향, 점선형/ 선형/ 무빙형 등으로 응용 발전
- <울쎄라>의 독창적 영업 방식 : 명품 이미지 구축
  - 팁관리/ 팁의 유효기간과 회수 방침
    (팁의 유효기간 - 보통 9개월, 2400샷 팁당 가격 - 350만원 내외
    - 300샷 기준 45만원 내외)
    → 유효 기간내의 팁만 a/s가능
  - 팁 회수 정책 : 보상제도 팁당 30만원 (재활용팁 유통 방지)
  - 고객 인증서제도 (마일리지제도)
- 2025년도 울쎄라2인 (**울쎄라피 프라임**) 출시

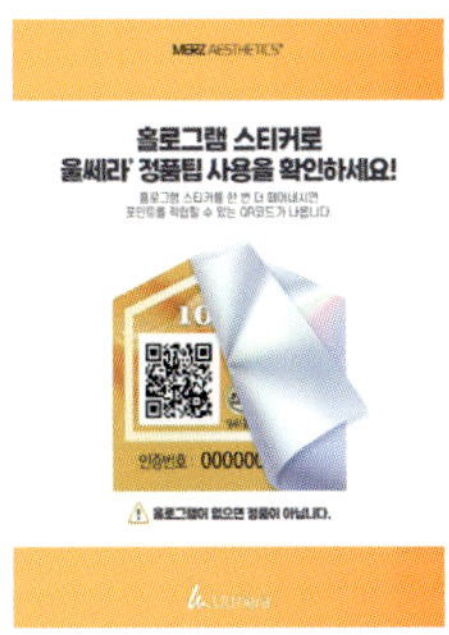
MERZ AESTHETICS
홀로그램 스티커로
울쎄라' 정품팁 사용을 확인하세요!
인증번호 : 00000
홀로그램이 없으면 정품이 아닙니다.

슈링크(유니버스)

- 국내 점유율 - 55%
- **<울쎄라>와 비교 시 장점**

  : 양방향 샷의 발사가 가능해 속도가 빠름

  통증이 적은 편

  다양한 깊이와 모드의 트랜스듀서 (7종)로 개인별 피부 타입에 맞는 시술 가능

  대표적인 가성비 장비 : 저렴한 시술비
- **< 울쎄라>와 비교 시 단점**

  : 실시간 영상 모니터링 불가 (정확도 떨어질 수 있음)

  상대적으로 짧은 효과 지속 시간 → 시술 주기 짧은 편

  (1~3달 간격 시술 3회 권장하기도 함)

  낮게 형성된 시장가

  (1샷당 원가 : 울쎄라 1200~1500원/ 슈링크 : 110~120원)
- 펜 타입 부스터 모드 (pen type/ rubbing mode) : 자체 제작된 피부 앰플 (오로라 앰플)을 초음파겔 대신 부스터로 사용해 도포하며 시술 가능

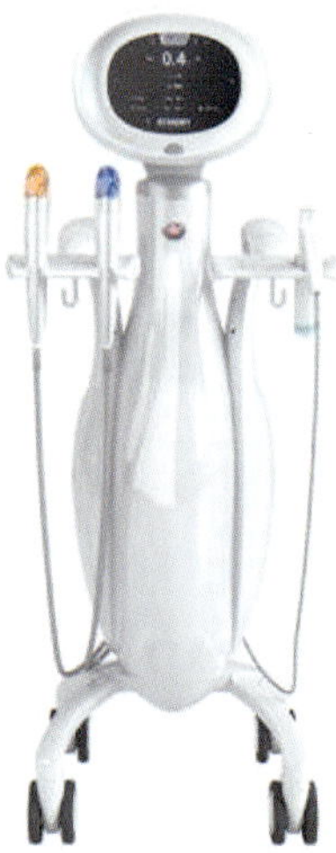

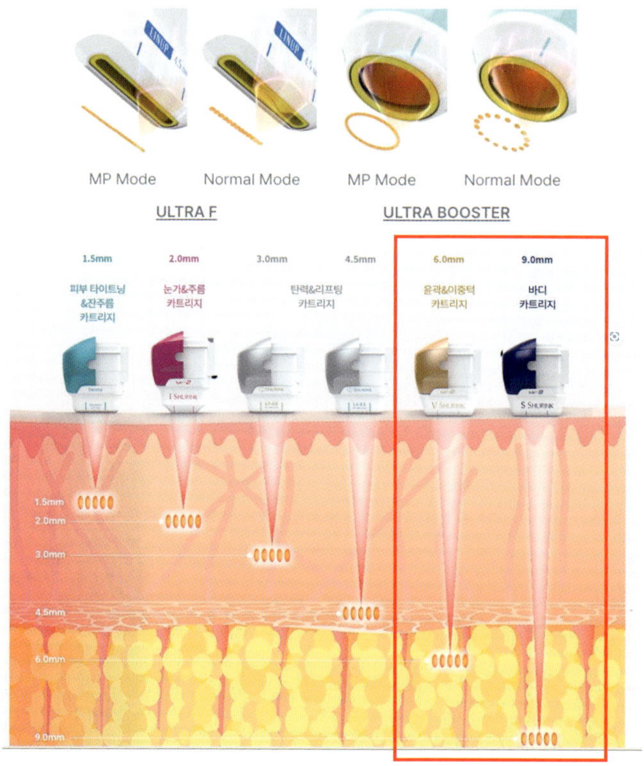

6mm/ 9mm

허벅지와 복부 사용 허가

곧 출시 예정

다른 국산 하이푸 장비들

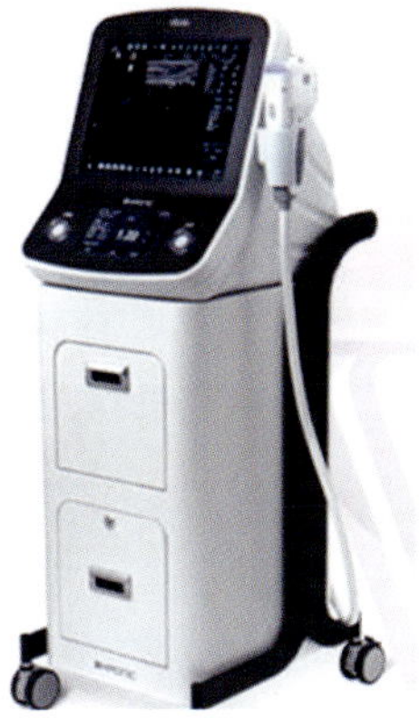

더블로 (골드)

- 하이로닉사
  한국에서 개발된 최초의 하이푸 장비
- 페이스/ 바디 겸용: 1.5~9mm
- 300샷- 8분(양방향 조사/ 자동 연속샷 모드)
- 1~3개월 간격 3~5회

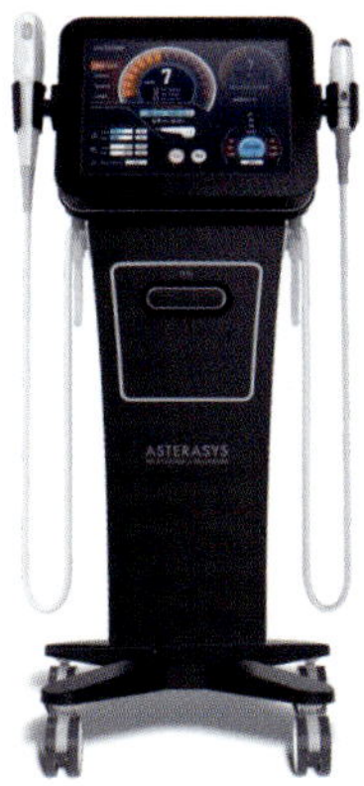

리프테라2

- 펜타입 기술 도입/ 라인 타입+
- TDT(Thermal Diffusion Treatment)
  기술: 10Hz의 초고속 조사
- 굴곡진 부위도 섬세한 시술 가능
- 시술 통증 크게 감소
- 눈가. 입가 등에도 시술 용이
- 1~3개월 간격 2~3회

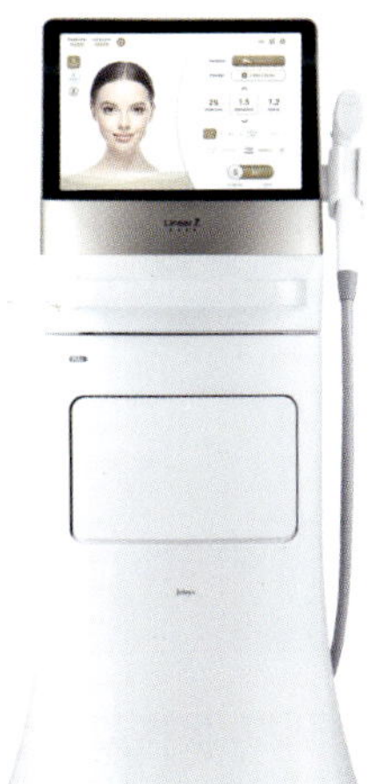

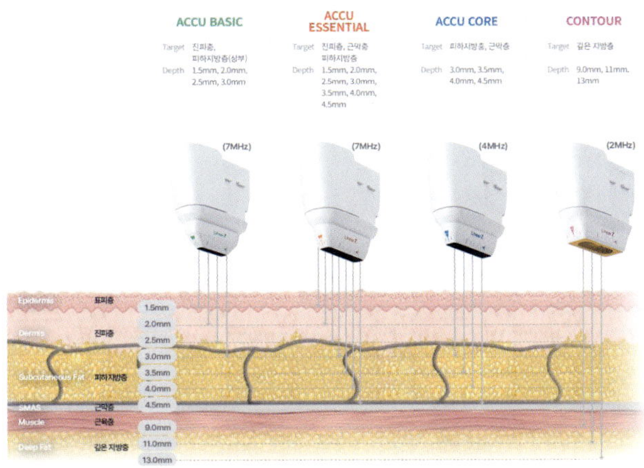

리니어지

- 선형으로 조사되는 라인 타입 도입
- 각 트랜스듀서로 깊이 조절까지 가능
- 1.5mm~13mm까지 얼굴과 체형 관리에 섬세한 깊이와 강도 조절 가능

하이푸 시술의 적용

• 환자 상담 시 결정할 사항

- 총 샷수와 깊이별 트랜스듀서의 사용량과 부위 결정 (개별화)

고려사항: 얼굴 표면적 (1shot의 길이: 2.5cm)
처진 정도
피부 두께 (지방층)
통증에 대한 감수성 정도
다른 장비나 시술과의 병합 여부

(예시) 총 400샷

(4.5mm-150샷, 3mm-150샷, 1.5mm-100샷)

- 다른 EBD 장비와의 병합 고려하여 샷수를 조정해야 함

(예시) 울써마지 (300+600)
슈링크+올리지오 (600+300),
온다+울쎄라 (10만J+300샷)....

- 보톡스, 필러, 콜라겐 스티뮬레이터, 실리프팅 등과의 순서 조율
: 당일 포함 며칠 이내로 연달아 한다면 EBD 시술 먼저 진행
: 실리프팅을 먼저 진행한 경우 상태에 따라 1~2달 이후부터 가능

울쎄라 시술의 특징 – deep see
"보면서 시술"

• **통증**이 강한 편
: 턱라인/ 이중턱 부위 통증 심함
: 크림마취 외에 신경마취, 가스마취, 수면마취 등 병행하기도 함
: 국산장비 대비 시술 시간 긴 편
(300샷 기준- 20분 이상)

• **울쎄라피 프라임**의 차이점
: 8mm까지 볼 수 있음
: 인터페이스의 개선

외 기존 트랜스듀서를 똑같이 장착하므로 시술 상의 차별점은 없다고 여겨짐

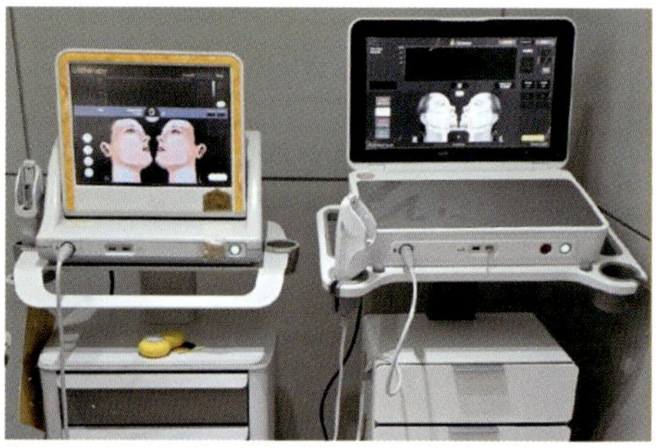

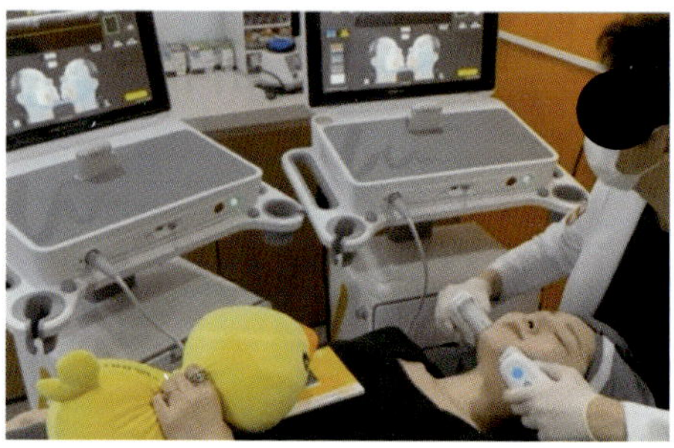

TRANSDUCER	ENERGY LEVELS [J]				
	LEVEL 4	LEVEL 3	LEVEL 2	LEVEL 1	LEVEL 0
DS 4 - 4.5	1.20	1.00	0.90	0.75	0.00
DS 7-4.5	1.05	0.90	0.75	0.66	0.00
DS 7 - 3.0	0.45	0.35	0.30	0.25	0.00
DS 7 - 3.0N	0.45	0.35	0.30	0.25	0.00
DS 10-1.5	0.25	0.20	0.18	0.15	0.00
DS 10-1.5N	0.25	0.20	0.18	0.15	0.00

Transducer Types	Treatment Frequency	Default Energy Level	Treatment Depth	Image Depth
DS 4-4.5	4 MHz	0.90j	4.5mm	0 to 8 mm
DS 7-3.0	7 MHz	0.30j	3.0mm	0 to 8 mm
DS 7-3.0*N*	7 MHz	0.30j	3.0mm	0 to 8 mm
DS 7-4.5	7 MHz	0.75j	4.5mm	0 to 8 mm
DS 10-1.5	10 MHz	0.18j	1.5mm	0 to 8 mm
DS 10-1.5*N*	10 MHz	0.18j	1.5mm	0 to 8 mm

트랜스듀서: 보통 4가지 사용 (1.5, 1.5아이, 3, 4.5mm)

강도: 각각 4가지 (레블1~4)

**** 강도를 세게 할수록 효과가 좋은가? ****

울쎄라의 강도와 효과 차이

→ 강도를 올려도 **유의미한 TCP의 차이가 없다**는 보고

→ 샷수를 올리는 방향으로 가이드가 바뀜 (600샷 권장)

DS7-0.3 (22.5x)

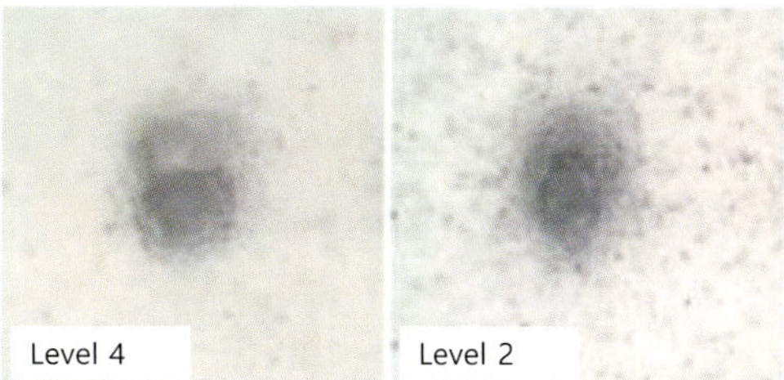

DS4-4.5 (22.5x)

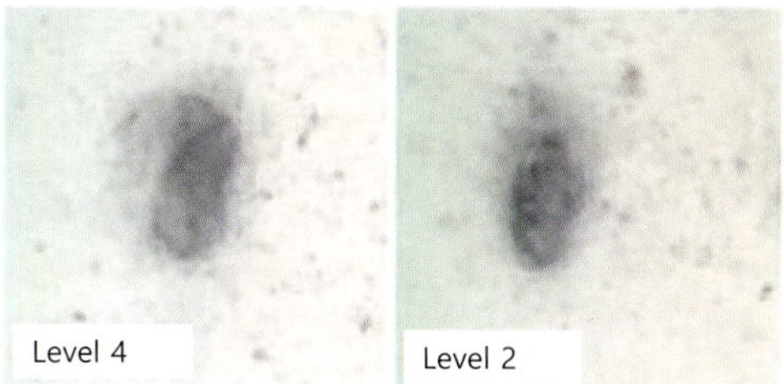

4.5mm 트랜스듀서 시술 가이드라인

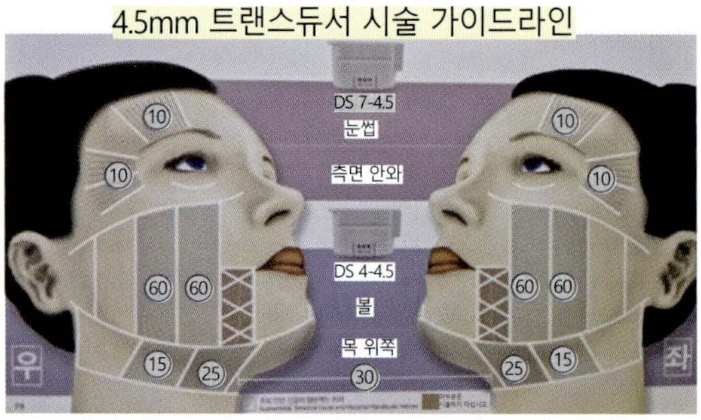

< 울쎄라 시술 가이드 라인>

중하안부→턱밑→눈가 외 →(입주변)

4.5mm: 240+110+40=390

3mm: 190+120+70=380

1.5mm: 190+50+120+90=450

→ 1220샷??

→ 현실적으로 가능한가?

3.0mm 트랜스듀서 시술 가이드라인

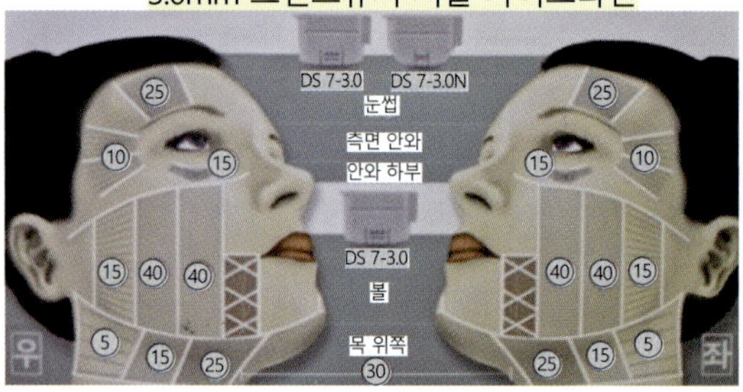

1.5mm 트랜스듀서 시술 가이드라인

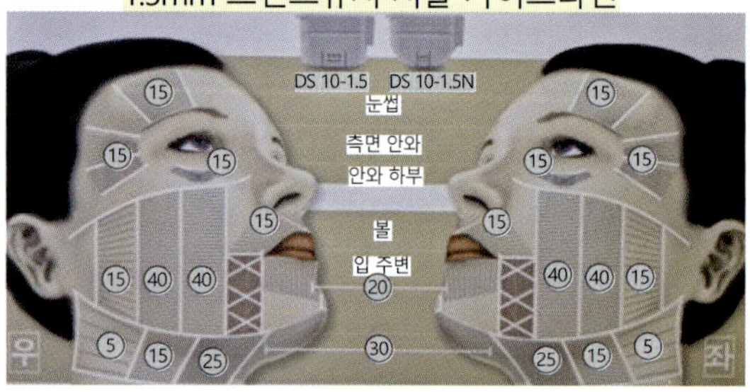

울쎄라 시술 동영상

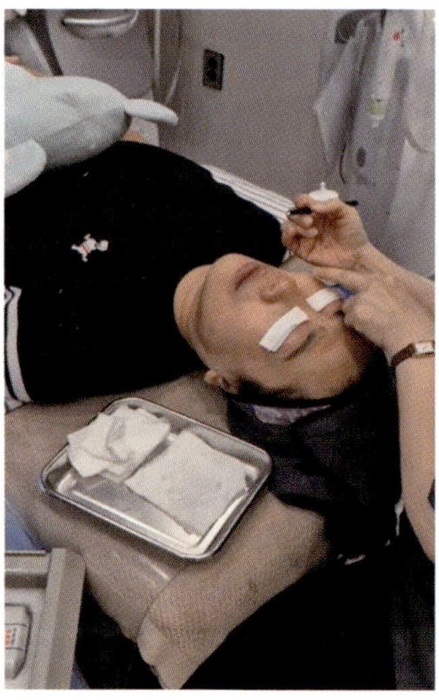

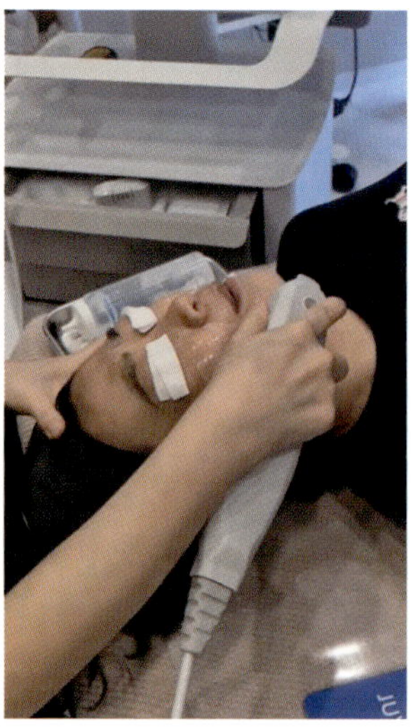

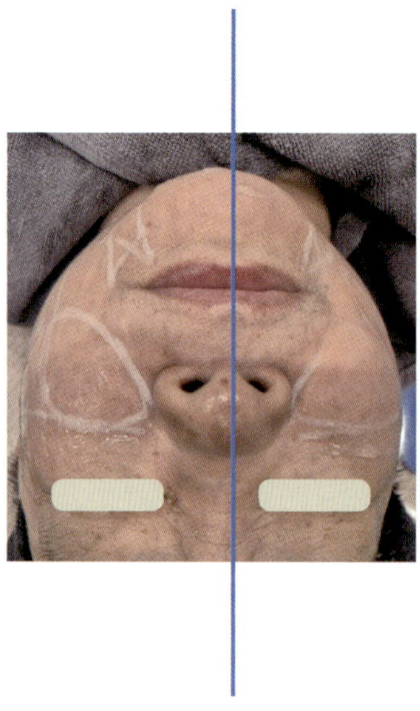

피부 두껍지 않은
20~30대 여성들 전후 효과

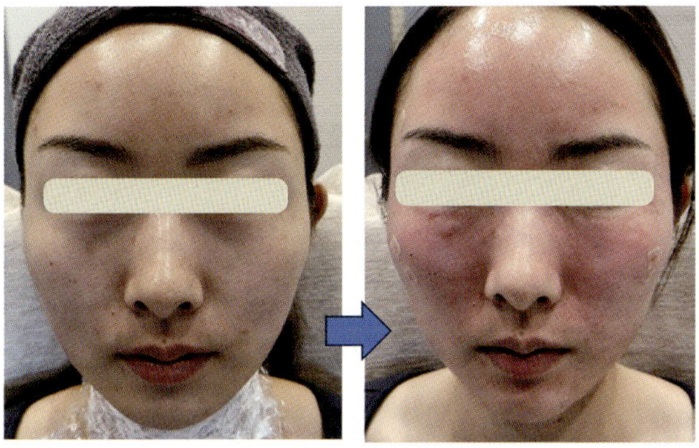

1. 울쎄라 300샷
   + 앞광대/ 눈밑 필러 2cc
   + 턱끝필러 1cc
   외 모공치료

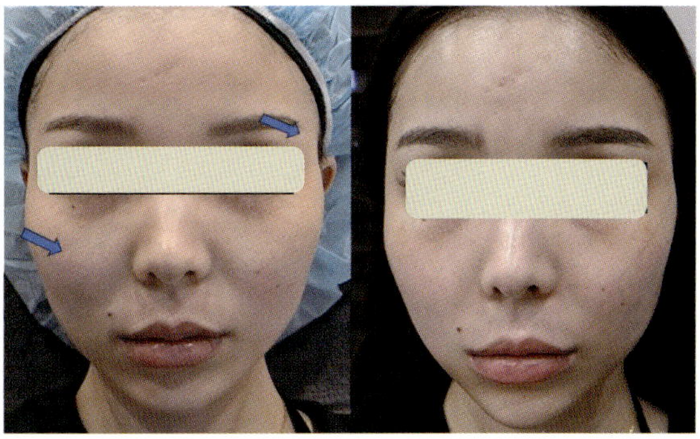

2. 울쎄라 300샷
   + 관자/ 눈밑/ 입꼬리 필러

탄력저하가 심한 50~60대 여성들 전후 효과

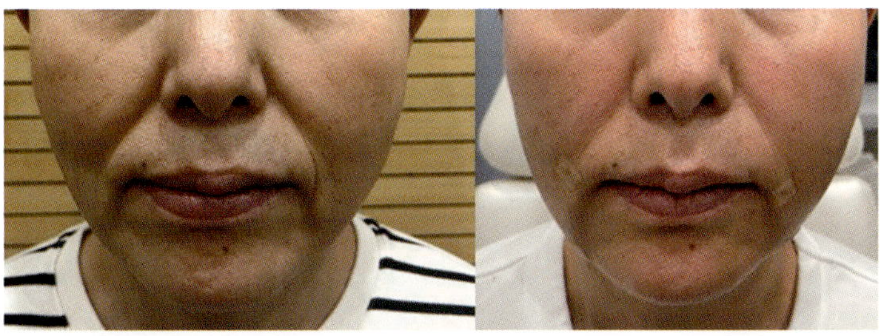

울쎄라 400샷
→ 7일 후
팔자/ 마리오네트 필러
(총 3cc)

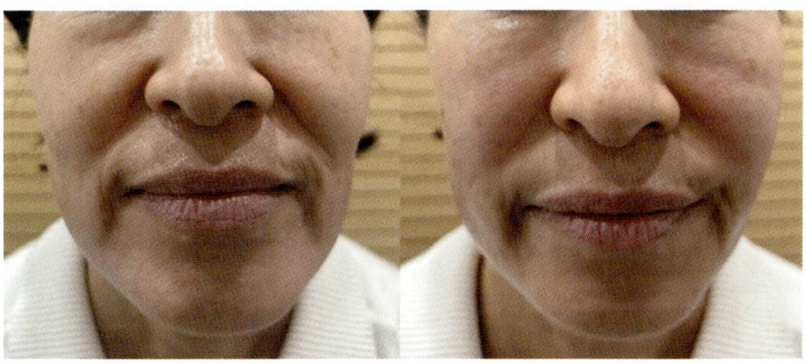

울쎄라 300샷
+ 당일 필러 소량씩
(팔자/ 중안면부 총 2cc)
+ 쥬베룩 볼륨 3cc
→ 추후 하안부 전반 쥬베룩
2~3회 예정

울쎄라의 바디 적용

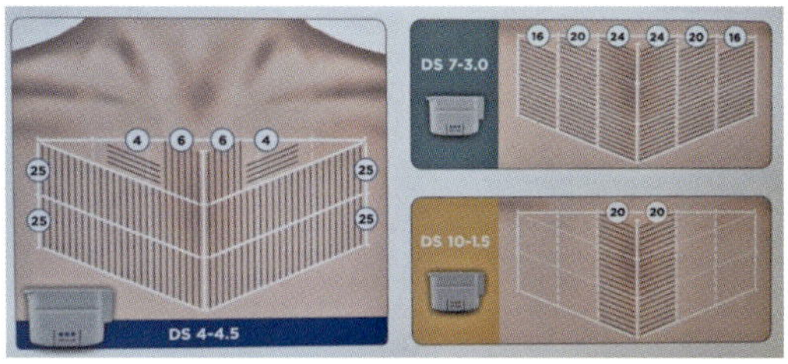

1. 얼굴 외의 바디 탄력 개선에 활용
   - 목주름?
   - 데꼴데의 탄력 증진

이하는 off label
   - 팔뚝
   - 무릎 상부
   - 복부
   - 엉덩이 바나나 라인

→ 더 깊이 침투할 수 있는 트랜스듀서가 있는 국산 장비가 더 적합할 수도 있음

2. 겨드랑이 다한증 - off label

> 겨드랑이 다한증:
> 3mm depth/ 0.3J
> : 12개 구획 (구획당 60샷), 한쪽당 720샷

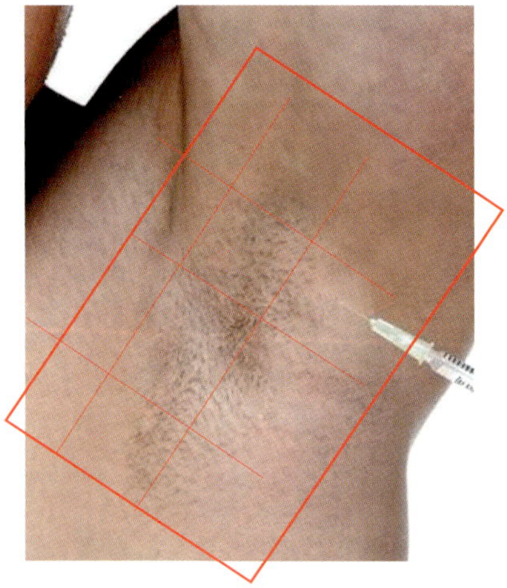

울쎄라의 경미한 부작용

1. 홍반: ~하루내에 대부분 소실됨
2. 붓기
3. 시술 후에도 지속되는 tenderness
   : 1~2주 정도 지속될 수 있음
3. 멍
4. 약간의 감각이상
   : 일시적인 말초신경 자극 증상
5. "효과를 잘 모르겠어요"
   "효과는 언제 나타나나요?"
   → 상담과정부터 기대치 조정이 필요

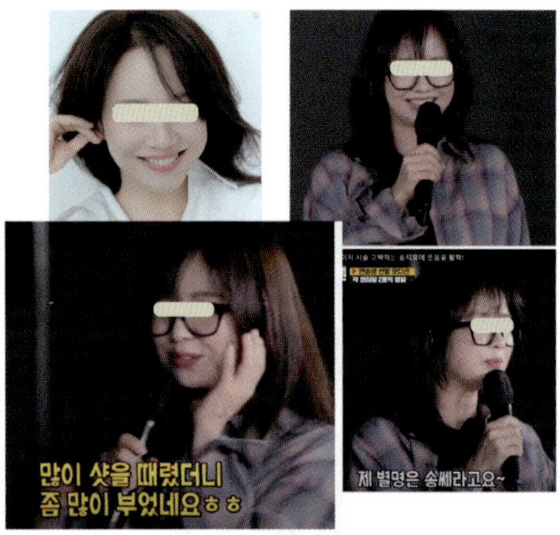

울쎄라의 심각한 부작용

1. 과도한 지방 위축

(볼꺼짐/ 관자꺼짐... 현상)

2. 화상

→ streak, 물집 발생 (팁이 뜨거나 초음파겔이 균일하게 묻지 않아서 접촉의 문제가 생긴 경우)

3. 신경손상

(입주변 시술시 mental n. 손상)

→ 입이 비뚤어지기도 함 (회복에 2~3달 걸림)

4. 이빨 손상

: 입주변 시술 시 주의해야 함

(사례) 윗이빨 4개 금간 케이스

아래 이빨 임플란트가 흔들렸다는 케이스

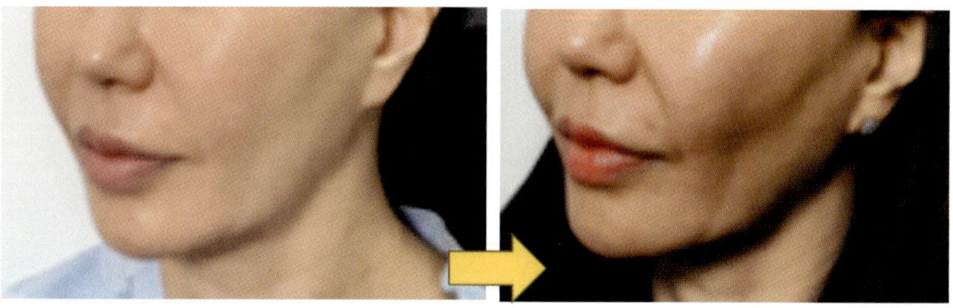

울쎄라 2달 후 부작용: 볼꺼짐/ 볼패임

출처: 타원 블로그

대처: 스컬트라나 쥬베룩볼륨 같은 시술

하이푸 장비와 다른 시술들과의 조합

- 하이푸+고주파
  : 울써마지/ 볼링크..../ 하이푸+인모드
- 하이푸 → 필러+실리프팅
- 온다+하이푸
- 하이푸+윤곽주사/ 지방분해주사 (이중턱)+스킨보톡스

레이저 리프팅 (755/ 810(808), 940/ 1064nm 3파장)

- 소프라노티타늄/ 프라임레이즈(810,940,~)/ 엔코어3D(755,808~)

소프라노 티타늄(Soprano Titanium)

: 리프팅+타이트닝+화이트닝

표피층 755nm/ 진피 중간층 810nm/ 깊은 진피층 1064nm

사파이어 콘택트 쿨링 기술로 통증이 거의 없음

2~4주 간격으로 1회씩, 3~5회/ 시술 시간 30분 내외

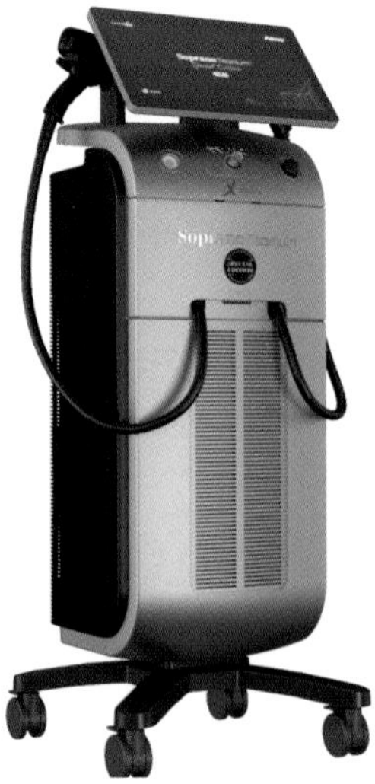

Microwave lifting (온다)

- 이탈리아 데카(DEKA)사 제품
- 유럽과 미국에서는 슬리밍 의료 기기로 이미 상용화된 상태
- Microwave 에너지를 이용해 타겟층의 수분을 진동시켜 열을 발생/ 지방세포를 선택적으로 자극하고, 동시에 진피층에 열을 전달해 피부 타이트닝 효과를 유도
- 이중턱, 턱선, 볼살 등 얼굴에 지방이 많아 턱선이나 볼살이 처져 보이는 경우에 좋음
- 복부/ 팔뚝/ 허벅지 등의 바디 슬리밍 및 탄력 강화에도 적응증
- 시술 시간: 10~20분 내외/ 한달 간격 3회
- 마취크림 필요 없음

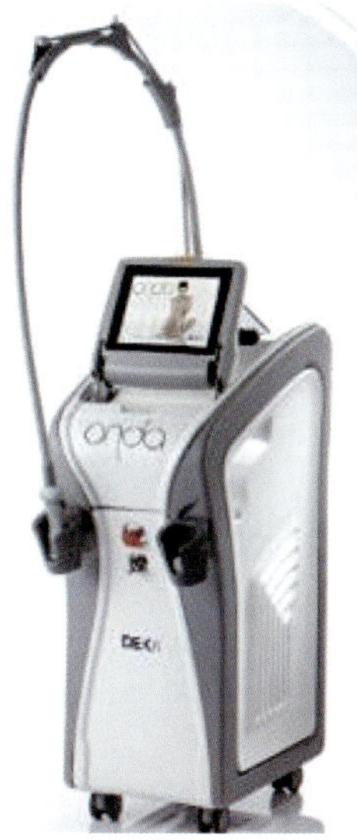

온다 10만j 시술 후 1주일 경과

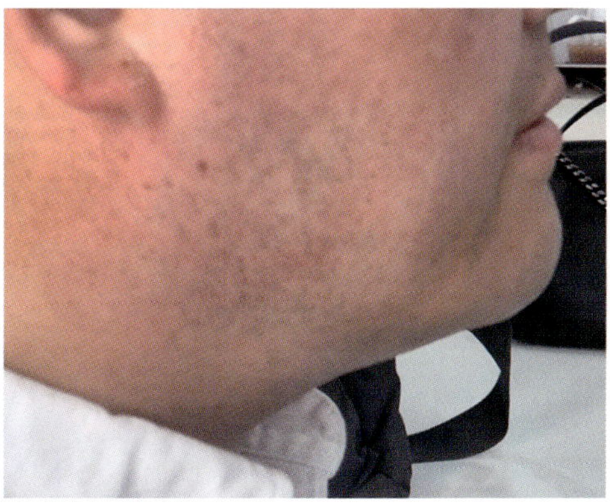
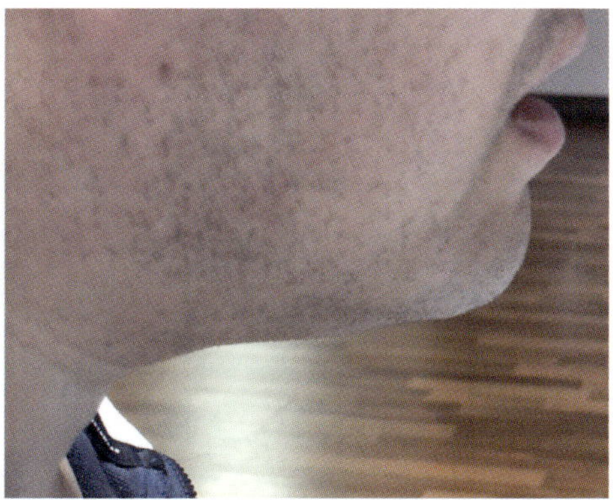

엠페이스 (Emface)

- 영국 BTL사 제품
- 고주파와 하이페스(HIFES, High Intensity Facial Electromagnetic Stimulation) 에너지를 피부와 근육층에 동시에 전달해 콜라겐 생성을 촉진하고 근육 자극
- 시술 시간: 20분 내외이며 1~2주에 1회씩, 3~4회

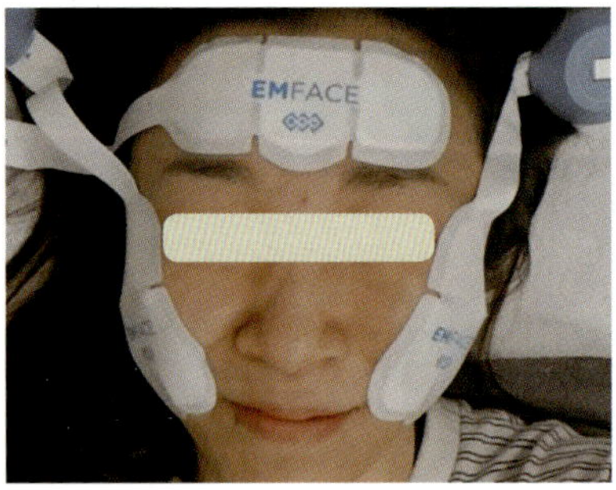

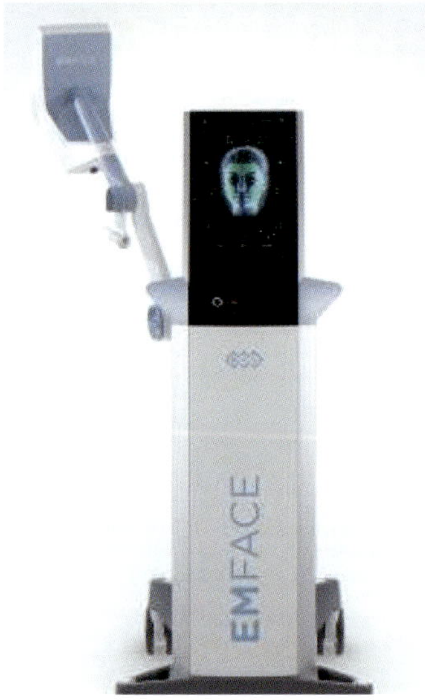

실리프팅

실리프팅의 개요

- 실의 종류: 성분별: PDO/PCL/PLLA // 모양별: 코그형/ 콘/ 몰딩형
- 실의 방향성과 목적에 따른 구분: 모노매선형/ 당김형(floating)/ 고정형 /
  볼륨형 (스프링형/ 원통형/ 다수의 모노실 다발)
- 대표적인 실의 방향성: one-direction/ bi-directional/ multi-directional
  (대표적인 브랜드: MINT/ 실루엣 소프트/ 울트라브이/ 엔파인더스 ...)
- 실리프팅의 벡터: 정뱡향/ 역방향, 사선벡터/수직벡터
- 어떤 실을/ 몇 줄을 넣을 것인가? (효과적인 측면/ 수가 결정의 측면)
- 시술 과정: 디자인→ 드랩 및 마취(신경마취/ 투메선트마취...)
  실 삽입 및 타이 → 컷팅 → 몰딩
- 시술 후 부작용 관리: 딤플 처치/ 실을 제거해야 하는 경우
- 효과 유지 기간/ 다른 시술과의 조합

실의 종류

- 성분별 : **PDO** (Polydioxanone): 가장 많이 사용. 6개월 내 분해
  PCL (Polycarpronolactone) : 1년 내외 분해
  PLLA (Poly L-lactic acid) : 1년 반~2년 내 분해
- 실의 굵기와 모양 : 모노실-USP 6.0/7.0,
  코그실: 1.0/2.0 (케눌라: 17,18,19G)
  길이: 다양함/ 여러 가닥
- 코그 제조공법에 따라: 컷팅, 몰딩, 프레싱
  → 인장력에 영향을 줌
- 실의 구조와 방향에 따라
  - (one)uni-directional
  - **bi-directionl**
  - multi-directional (약간의 당김<<고정)
  - **fixational: molding**-음각. 양각형(완전한 고정용)

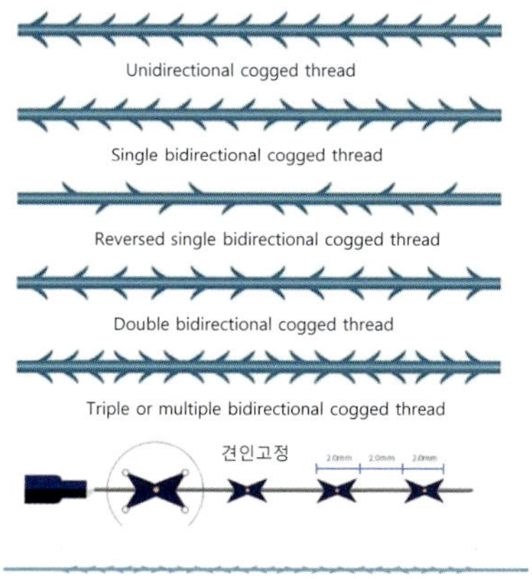

PDO (Polydioxanone)는 고분자화합물의 일종으로

수분에 의해 가수분해 되는 특성

PDO봉합사는 안과 및 소아 심장 수술에 사용되는

인체 친화도가 높은 봉합사임

→ 체내에서 6개월 동안 서서히 분해

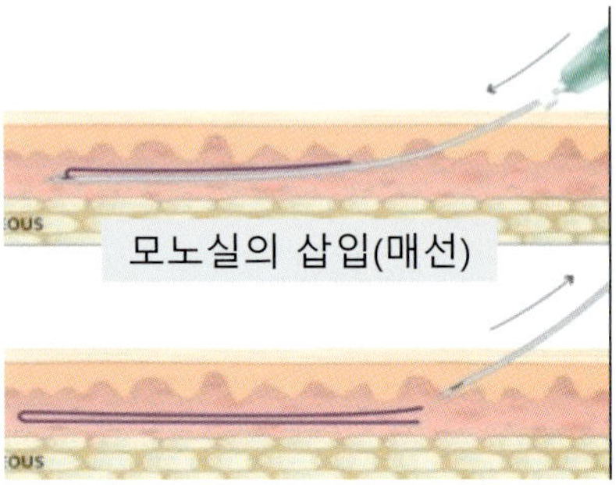

PDO THREAD 특징

- 콜라겐 신생
- 주변 tissue anchoring effect
- lipolysis 증가
- 피부 및 피하 조직의 재생
- 재생에 관여하는 성장인자 증가 확인
- EGF (300배, FGF 350배, IGF 400배, TGF-ß 150배, VEGF 1,000배 상승)

  → 울트라콜 100/ 200 부스터로의 전환

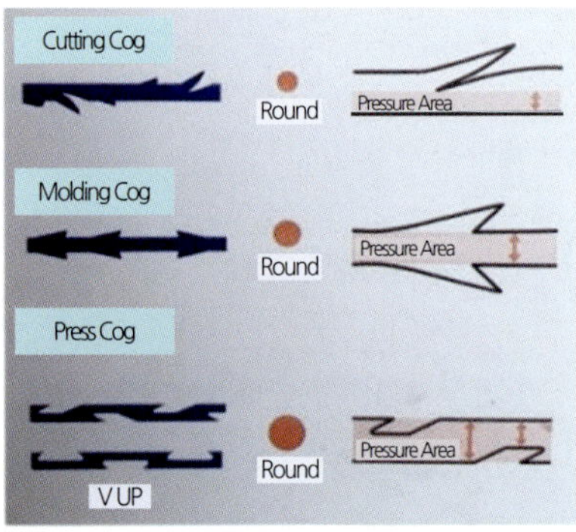

** 제조 공법에 따라 **

Cutting

Engraving

Pressing

Casting (molding)

Draft (press+ molding)

Assembly (cone & knot)

** 케뉼라 **

- L
- A
- W

예시)

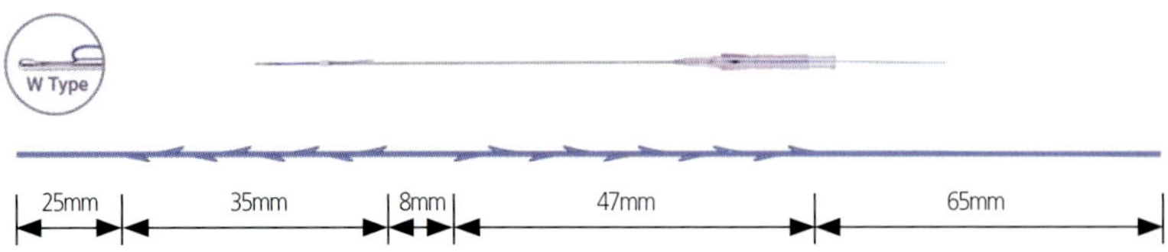

Cannula Gauge	Cannula Length	Thread Length	USP	Package
18G	100mm	180mm	2-0	4Threads/Pouch

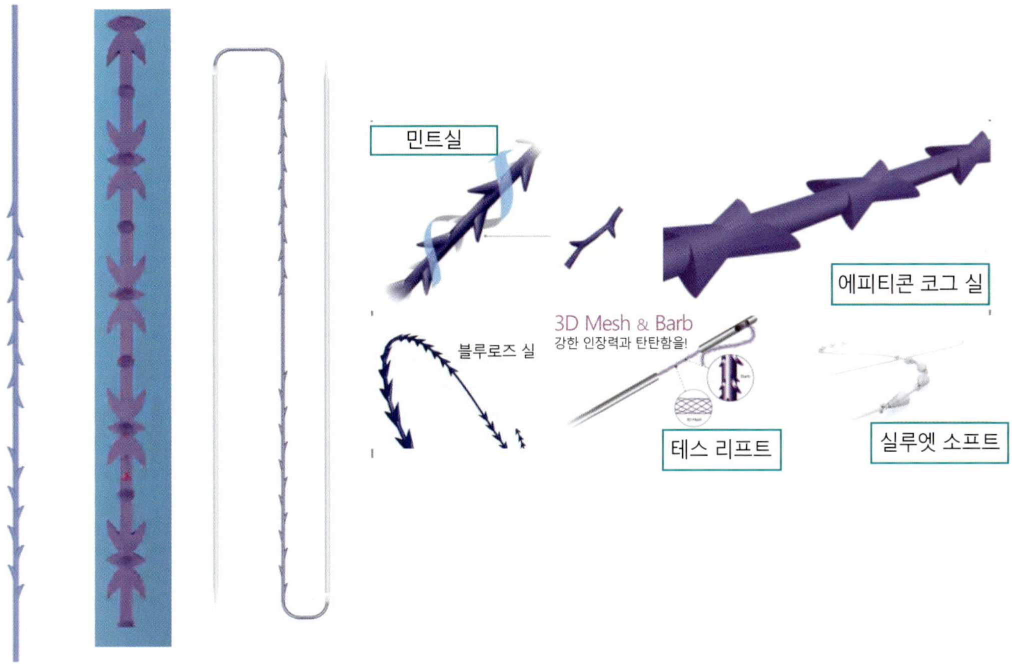

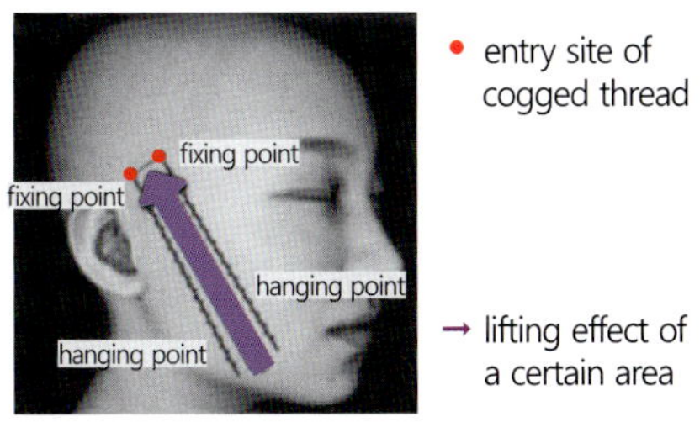

Flap method using U-shape
long length bidirectional cogged thread

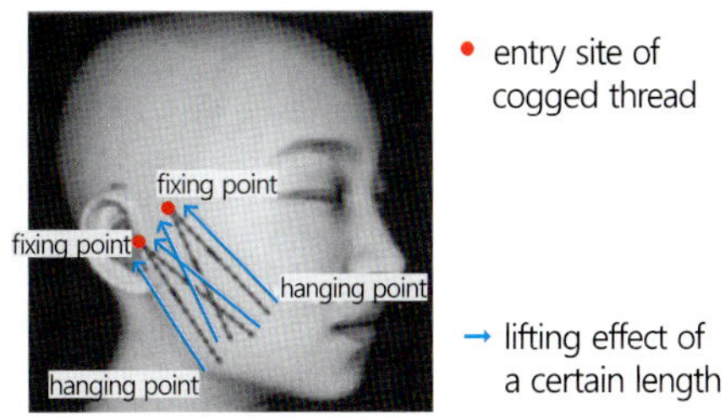

String method using I-shape
short or medium length
bidirectional cogged thread

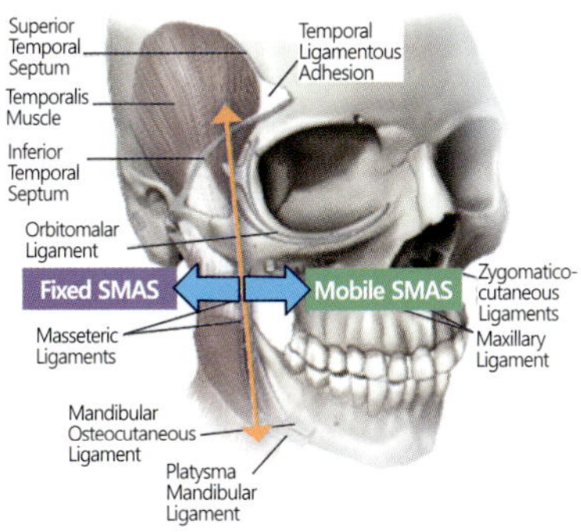

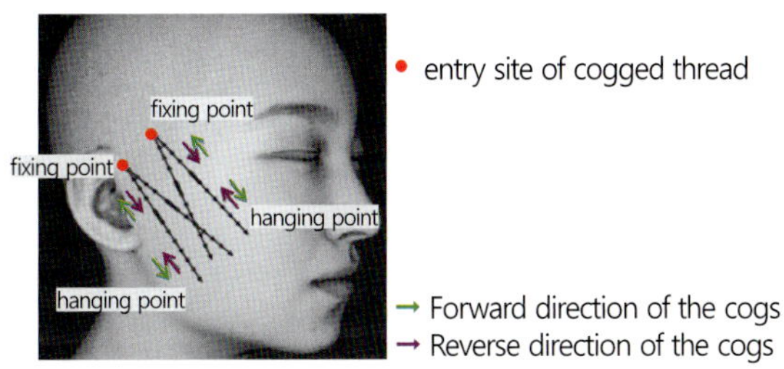

MINT실의 라인업

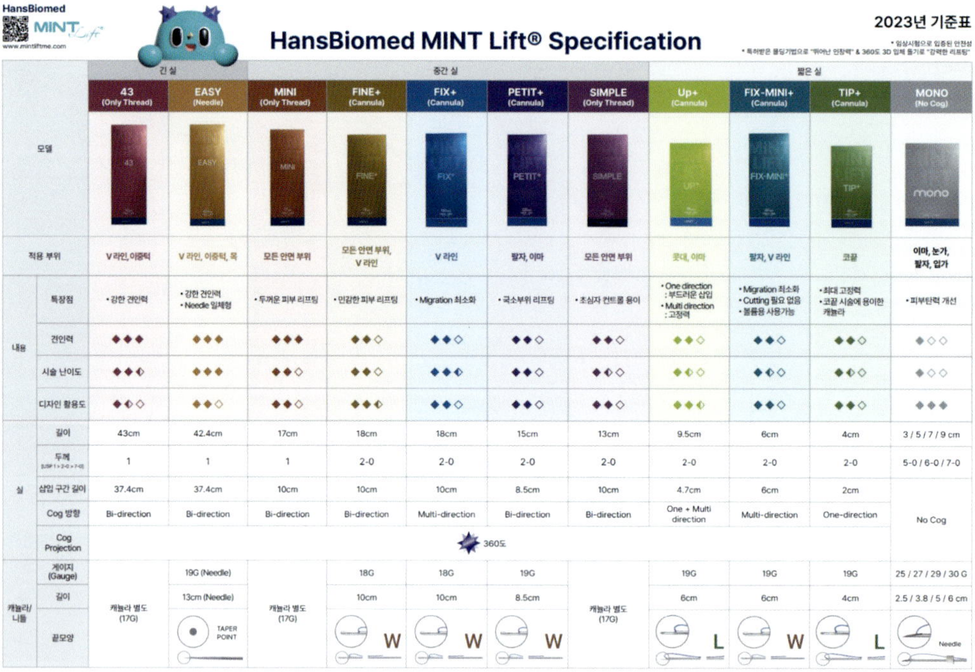

HansBiomed MINT Lift® Specification

2023년 기준표

* 임상시험으로 입증된 안전성
* 특허받은 몰딩기법으로 "뛰어난 인장력" & 360도 3D 입체 돌기로 "강력한 리프팅"

		긴 실		중간 실					짧은 실			
모델		43 (Only Thread)	EASY (Needle)	MINI (Only Thread)	FINE+ (Cannula)	FIX+ (Cannula)	PETIT+ (Cannula)	SIMPLE (Only Thread)	Up+ (Cannula)	FIX-MINI+ (Cannula)	TIP+ (Cannula)	MONO (No Cog)
적용 부위		V라인, 이중턱	V라인, 이중턱, 목	모든 안면 부위	모든 안면 부위, V라인	V라인	팔자, 이마	모든 안면 부위	콧대, 이마	팔자, V라인	코끝	이마, 눈가, 팔자, 입가
내용	특장점	• 강한 견인력	• 강한 견인력 • Needle 일체형	• 두꺼운 피부 리프팅	• 민감한 피부 리프팅	• Migration 최소화	• 국소부위 리프팅	• 초심자 컨트롤 용이	• One direction : 부드러운 삽입 • Multi direction : 고정력	• Migration 최소화 • Cutting 필요 없음 • 볼륨용 사용가능	• 최대 고정력 • 코끝 시술에 용이한 캐뉼라	• 피부탄력 개선
	견인력	◆◆◆	◆◆◆	◆◆◆	◆◆◇	◆◆◇	◆◆◇	◆◆◇	◆◆◇	◆◆◇	◆◆◇	◆◇◇
	시술 난이도	◆◆◐	◆◆◆	◆◆◇	◆◆◇	◆◆◐	◆◆◇	◆◐◇	◆◐◇	◆◐◇	◆◐◇	◆◇◇
	디자인 활용도	◆◐◇	◆◆◇	◆◆◇	◆◆◐	◆◆◇	◆◆◇	◆◆◇	◆◆◐	◆◆◇	◆◆◇	◆◆◆
실	길이	43cm	42.4cm	17cm	18cm	18cm	15cm	13cm	9.5cm	6cm	4cm	3 / 5 / 7 / 9 cm
	두께 (USP 1 > 2-0 > 7-0)	1	1	1	2-0	2-0	2-0	2-0	2-0	2-0	2-0	5-0 / 6-0 / 7-0
	삽입 구간 길이	37.4cm	37.4cm	10cm	10cm	10cm	8.5cm	10cm	4.7cm	6cm	2cm	No Cog
	Cog 방향	Bi-direction	Bi-direction	Bi-direction	Bi-direction	Multi-direction	Bi-direction	Bi-direction	One + Multi direction	Multi-direction	One-direction	
	Cog Projection	360도										
캐뉼라/니들	게이지 (Gauge)	캐뉼라 별도 (17G)	19G (Needle)	캐뉼라 별도 (17G)	18G	18G	19G	캐뉼라 별도 (17G)	19G	19G	19G	25 / 27 / 29 / 30 G
	길이		13cm (Needle)		10cm	10cm	8.5cm		6cm	6cm	4cm	2.5 / 3.8 / 5 / 6 cm
	끝모양		TAPER POINT		W	W	W		L	W	L	Needle

엔파인더스의 라인업

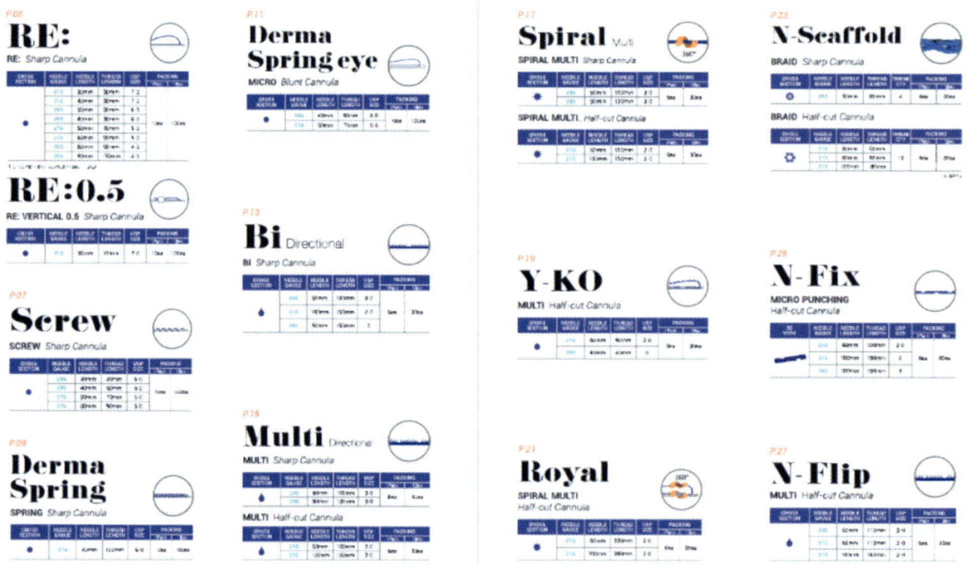

에피티콘/ 잼버실의 라인업

Products		Cannula Size / Type	Cannula Length	Thread Length	USP
epiticon® Original	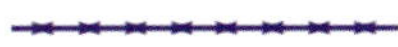	18G / L Type	92 mm	187 mm	# 2-0
		19G / L Type	60 mm	155 mm	# 3-0
epiticon® BI	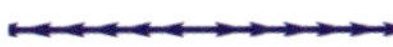	18G / L Type	100 mm	185 mm	# 2-0
		19G / L Type	80 mm	162 mm	# 3-0
epiticon® Thin	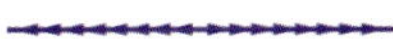	21G / A Type	80 mm	150 mm	# 4-0
epiticon® JAMBER I	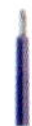	27G / B Type	50 mm	205 mm	# 5-0
epiticon® JAMBER F	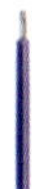	21G / B Type	60 mm	371 mm	# 3-0
epiticon® JAMBER F		23G / B Type	60 mm	353 mm	# 4-0
epiticon® JAMBER T	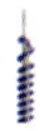	21G / L Type	60 mm	145 mm	# 3-0

아이쓰레드 실의 라인업

형태	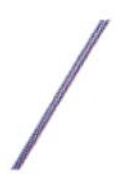 MONO	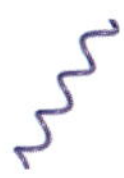 SCREW	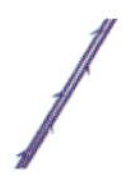 COG	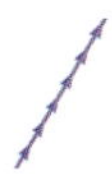 SCULPT
특성	일자형	나선형	가시형(커트형)	가시형(몰드형)
적용부위	이마, 볼, 눈 밑		이마, 볼, 측두엽, 광대뼈	측두엽, 광대뼈, 턱선

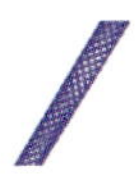 MATRIX	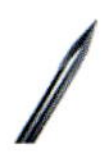 OLIGO	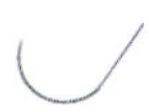 OLIGOPLUS
원통형	양쪽니들(Suture)	원통형(Long)
눈 밑, 팔자주름, 마리오네트	측두엽, 광대뼈, 턱선	

필러처럼 쓰이는 **볼륨형** 실들

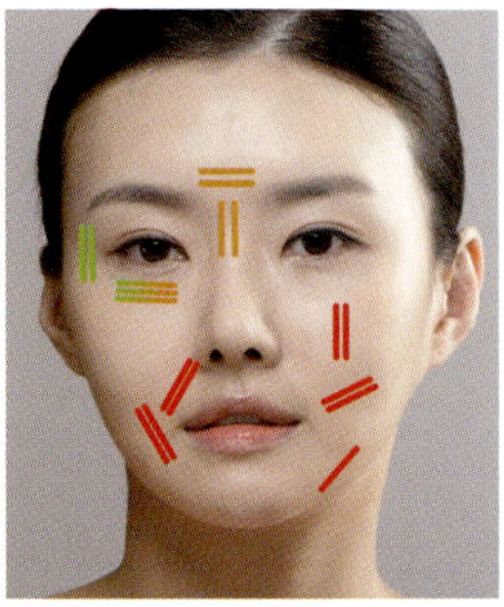

제품 구분	제품 약어	시술 부위
	JAMBER F 2360(CN)	팔자, 턱라인, 마리오네트, 앞 광대, 볼꺼짐 개선
	JAMBER F 2550(CN)	눈 밑, 이마 주름, 미간
	JAMBER I 2750(CN)	눈 밑, 이마 주름, 크로우핏 개선

N-Scaffold

● Entering point

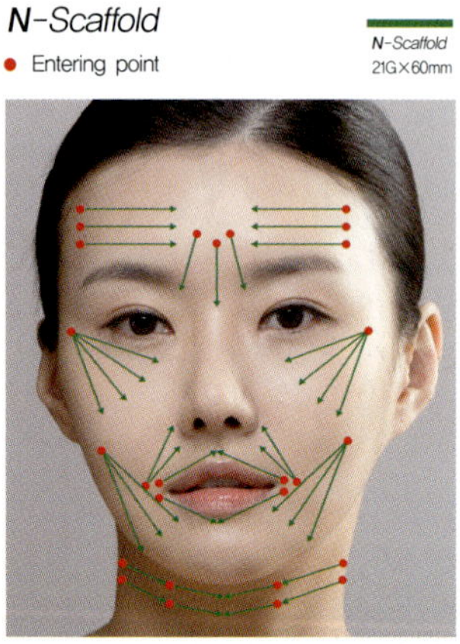

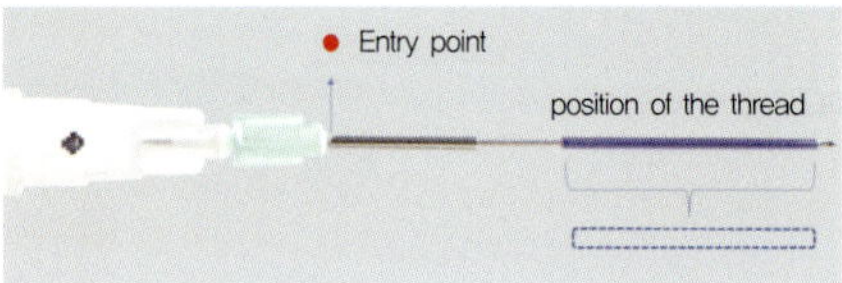

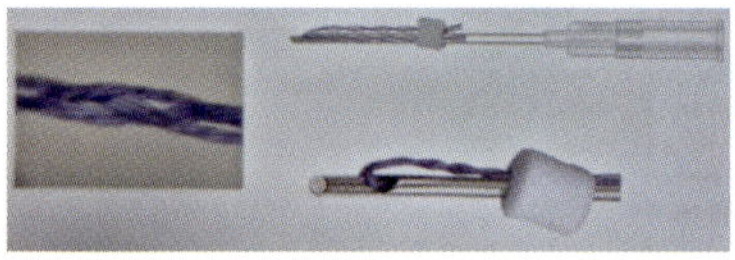

실루엣소프트

- 가장 오래 가는 **PLLA 성분**
- **콘 모양**의 실이 양쪽 매듭 사이 사이에 들어가 있는 형태
- 미세 콘들이 매듭 사이에서 움직이며 피부 조직을 자극하여 콜라겐을 형성→ 시술 직후의 리프팅 효과 + 오랜 시간 콘과 실이 녹아 사라지기까지 피부의 탄력 재생을 자극
- 콘이 달린 실이 조직을 물면서 시술 직후 처진 지방 조직의 재배치와 리프팅 효과가 나타나며, 이후 2~3개월에 걸쳐 콘 주변부로 탄력 섬유들이 만들어지면서 점진적인 피부 탄력 재생 효과
- 부위에 따라 8개, 12개, 16개의 콘들이 달린 실들로 개인의 얼굴형에 맞추어 디자인

실루엣소프트만의 특별한 360° 콘 테크놀로지

특허 받은 꼬깔 모양의 콘이
실의 매듭과 매듭 사이 양방향으로 이동이 가능해
다양한 얼굴형과 지방량, 피부 상태에 따라 개별적 맞춤형 교정이 가능합니다.

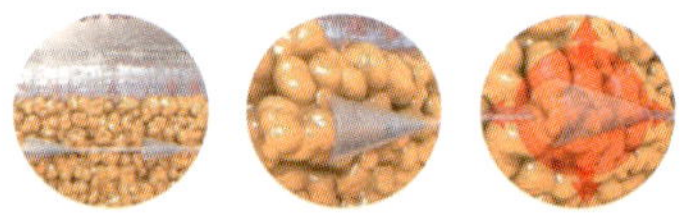

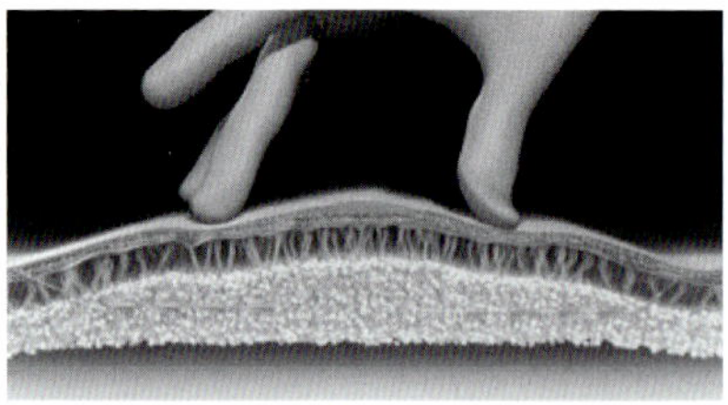

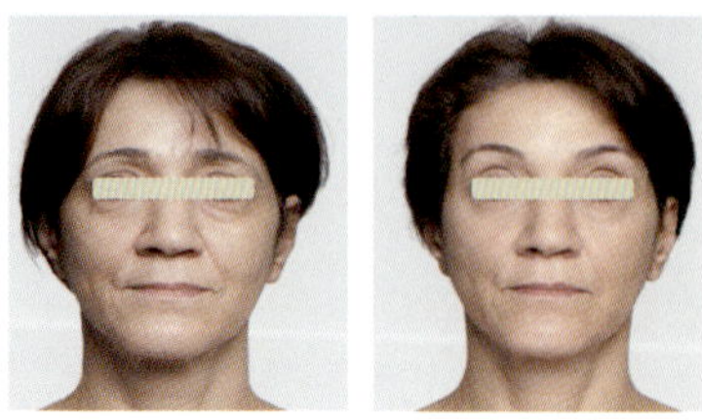

Before　　After

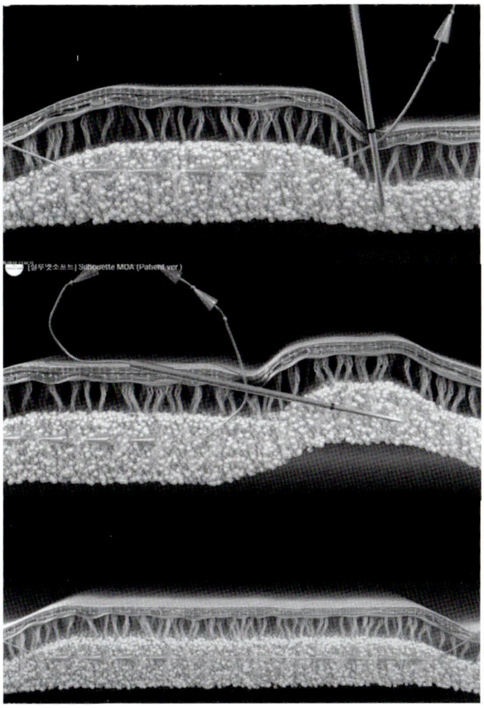

**** 실루엣소프트의 장점**

- 다양한 응용이 가능하다.
- 자연스러운 리프팅이 가능
- 피부 재생의 효과 +
- 다른 실들과 같이 사용 가능

**** 실루엣소프트의 단점**

- 비싼 원가: 1줄 당 12~13만원
- 콘의 위치를 잘 계산해서 삽입 및 엑시트 해야 함

Depth of the thread insertion

실을 어느 층에, 얼마나 깊이 넣을 것인가?

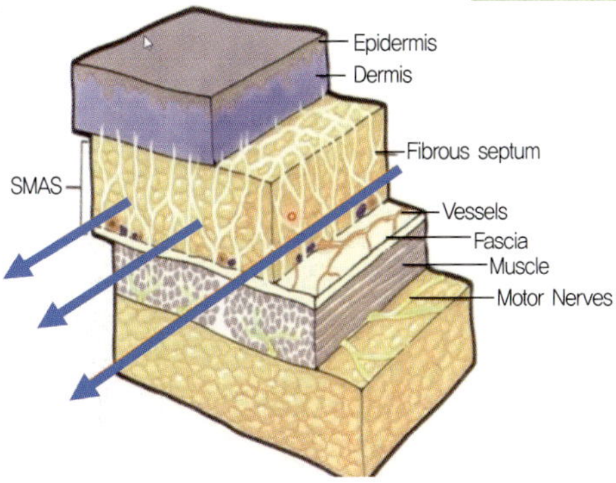

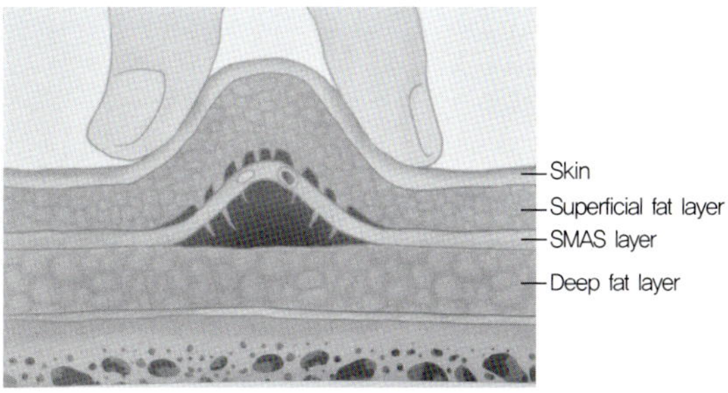

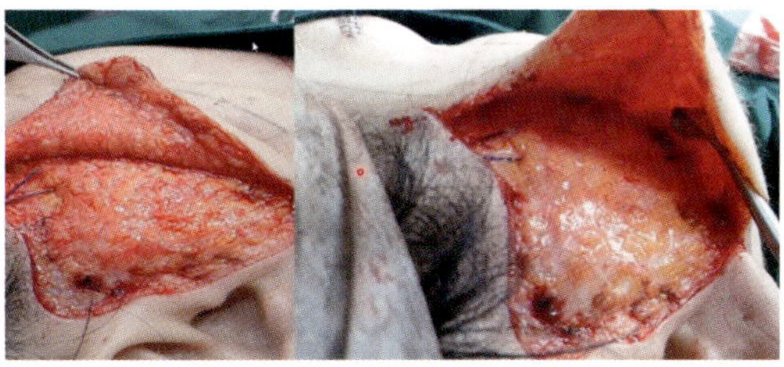

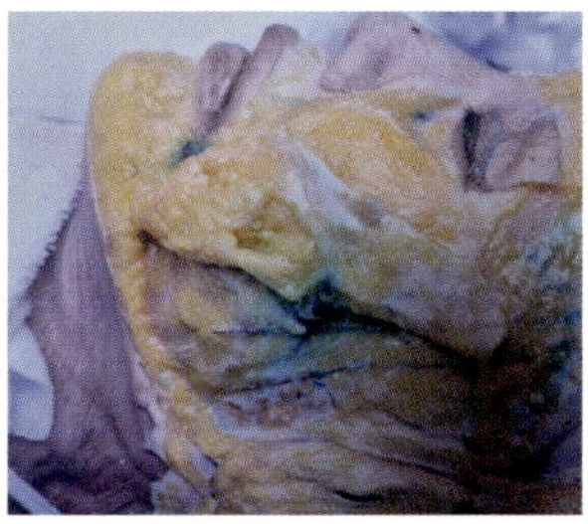

얼굴 실리프팅을 위한 해부학적 고려 사항

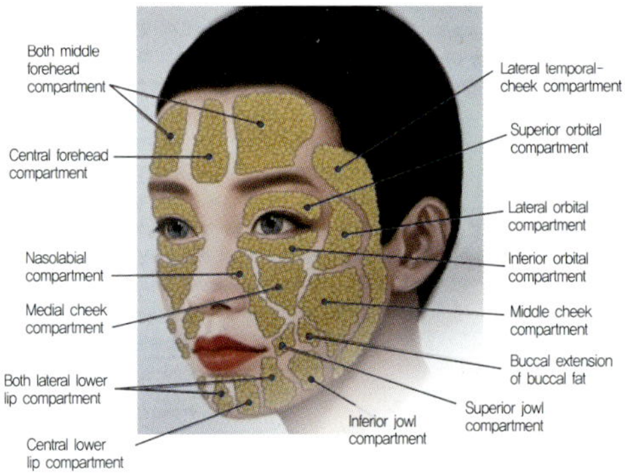

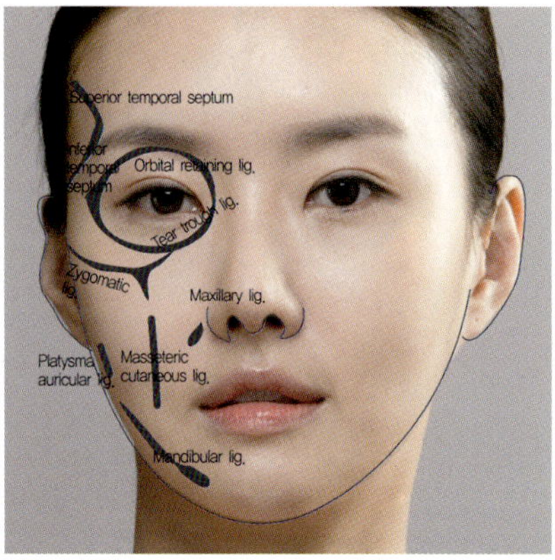

처짐으로 나타나는 안면 Fat pad
: nasolabial/ medial cheek fat/
sup. & inf. Jowl fat

안면부의 단단한 지지 인대
→ 실 삽입시 저항+
(코그에 걸리면 딤플 생길 수 있음)
→ 일부는 고정점으로 활용하기도 함

안면 신경의 위험 부위

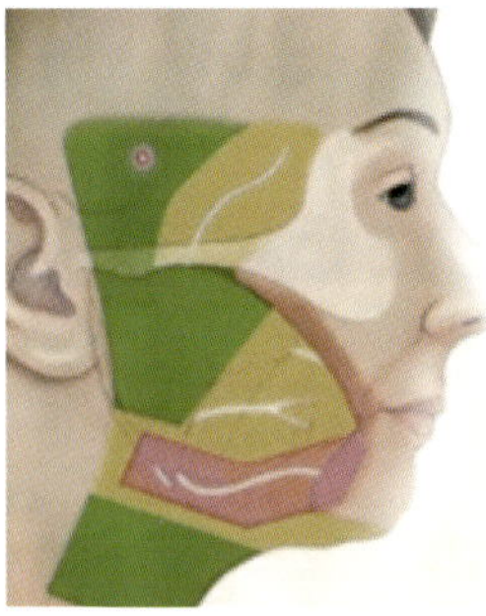

안전 부분
세심한 박리가 필요한 부분
극도의 주의가 필요한 부분

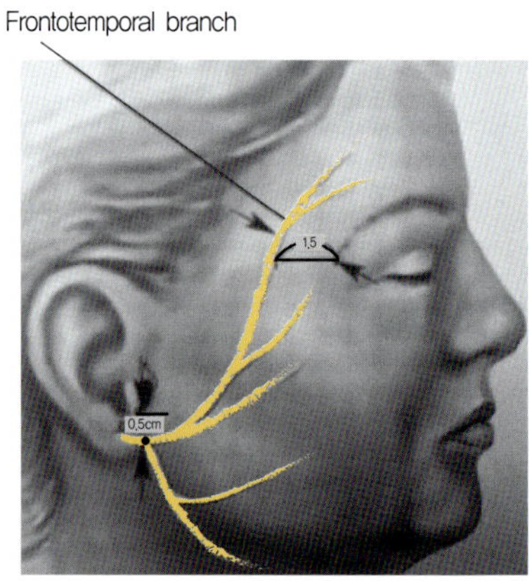

〈 Facial nerve의 frontal branch가 zygomatic arch를 가로지를 때의 경로 〉

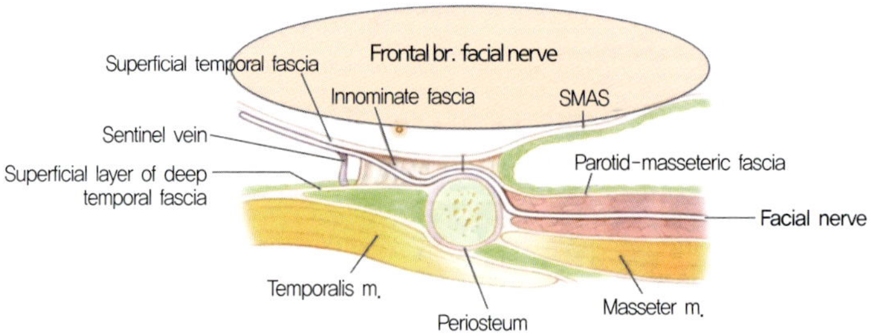

턱선/ 이중턱 리프팅시 주의해야 할 해부학적 구조

주의할 구조물

- Nerve
  - Facial n.(Marginal mandibular Br. Cervical Br.)
- Gland(Parotid, Submandibular)
  - Facial a.
- Platysma 바깥쪽으로 접근
- Mandibular angle 주의

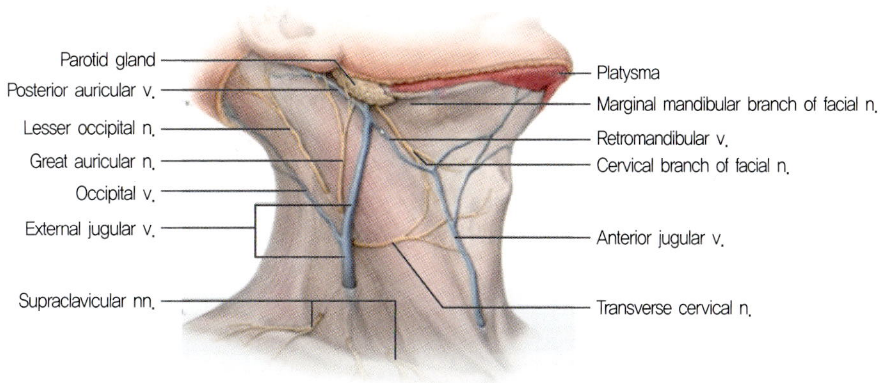

실리프팅 시술 각론

실리프팅의 준비

• 준비물

: 기본 (베타딘볼/ 거즈)/ 수술용 장갑
소독포/ 대공포
: Tumescent
→ 30G 롱니들/ 18G 롱 케뉼라
: 컷시져/ 마이크로 포셉류 (비숍)
: 18G니들
: 실 준비 (파우치당 2/4개씩 들어있음)

** 감염에 주의

• 사진 찍기/ 마취크림
• 머리 정리/ 테이핑

(리버스로 Scalp에 들어가는 경우나 U자형 실 삽입 시 헤어를 조금씩 묶어 놓고 같이 소독하기도 함)

• 신경마취 (+/-)
• 디자인 (좌우비대칭 미리 체크)
• 소독 및 시술
• 앉혀서 비대칭 여부/ 딤플 여부/ Tie knot 등 확인
• 후사진
• 항생제/ 소염진통제 처방 (5~7일)

통증관리: 마취

<<수면마취 >>

: 각각의 병원 시스템에 따라 결정

<<로컬마취>>

• 자입점 1:100,000 에피리도
• 롱니들로 케뉼라 끝부분/ 중간 국소 마취
• 롱 케뉼라로 투메선트를 실이 들어갈 라인 따라 주입

- 너무 많이 주입시 붓기 오래감
- 직후 리프팅 효과가 잘 안 보일 수 있음

<<신경마취(+/-)>>

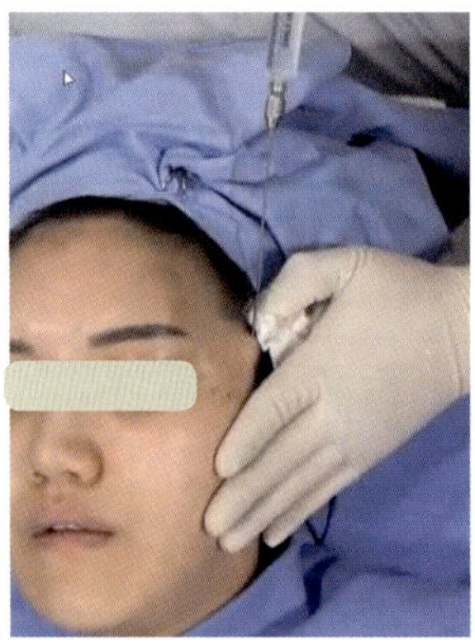

<<투메선트 조성>>

총 30cc 기준

- NS 20cc + 2% 리도카인 8cc + 에피네프린 0.2cc + 비본 1.5~2cc

시술 벡터: 정방향 vs 역방향

• 정방향

: 바깥 부위에 자입점을 만들어 안쪽으로 실 삽입
타겟 부위를 먼저 고정하고 anchoring 을 나중에

* 장점 - 자입점이 잘 안보임
텐션조절이 더 쉬움
* 단점 - anchor 힘이 상대적으로 약함
가운데로 조직이 모임

• 역방향

: anchor 부위를 먼저 고정/ 타겟 부위를 나중에

* 장점 - 많은 타겟 조직을 고른 텐션으로 이동 가능
광대 넓어짐 줄을 수 있음
* 단점 - 자입점이 노출
텐션 조절이 어려움

정방향 삽입 시 조직의 재배치

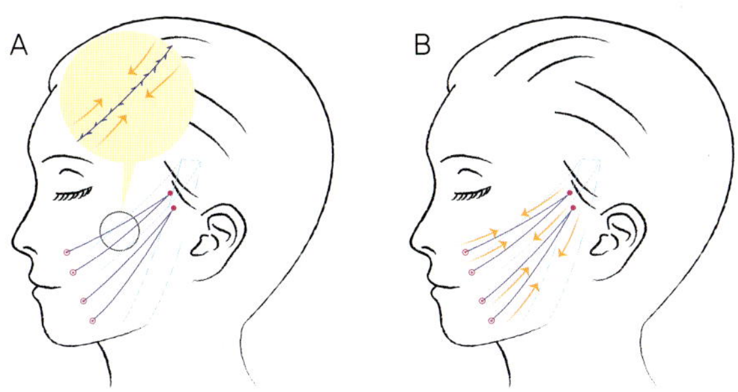

Floating-type lift for the anterior face.
A) The bidirectional, barbed threads are shown(yellow arrows).
B) The soft tissues were gathered toward the midline. yellow arrows show the vector of the force. The ptotic soft tissues on lower portion were lifted.

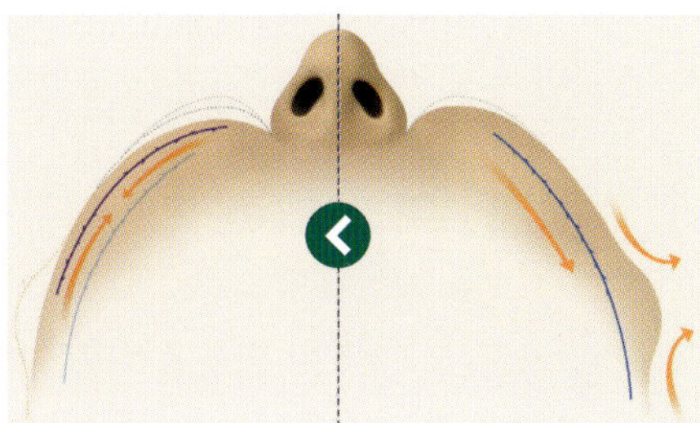

The left side of the patient shows the broadened malar area due to the lateral lift by the fixed-type thread. On the right side of the patient, a floating-type thread retains the tissue in the central region of the thread and prevents malar area broadening.

역방향 삽입

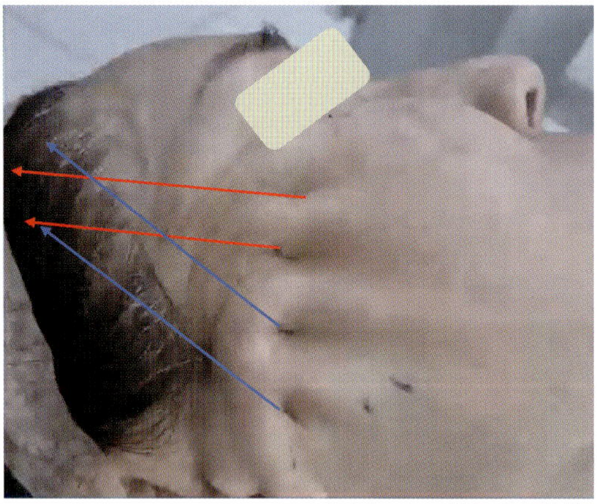

팔자주름 역방향 삽입

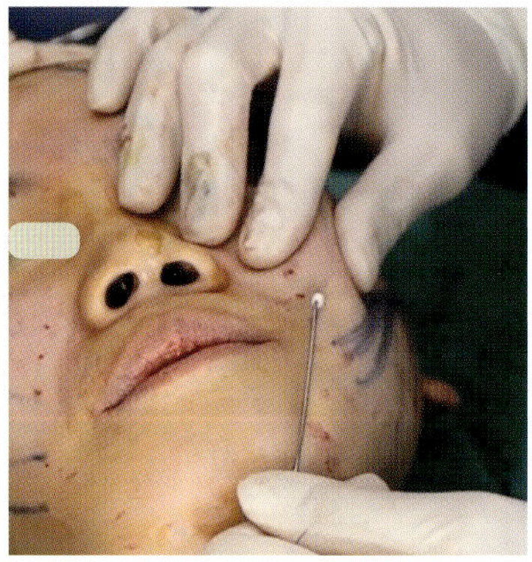

** 고정점은 어떻게 할 것인가?

- U- shape으로 실을 깊은 조직에 고정하는 경우
- I –shape으로 삽입시 floating/ placing 방법으로 삽입
- 실의 매듭을 만들어 고정점 만들기- 효과 유지에 도움됨

Tie를 이용한 고정점 만들기
: 보통 2번 묶음
→ 매듭이 피부 표면에서 만져지지 않도록 타이할 경우 자입점을 벌려주고 컷팅 후에 안으로 밀어 넣고 확인해야 함

타이 여부에 따른 고정 견인력 테스트

- 실험 목적 : TIE에 대한 고정력 증가 테스트 요청건
- 실험 결과 : (비교 데이터)

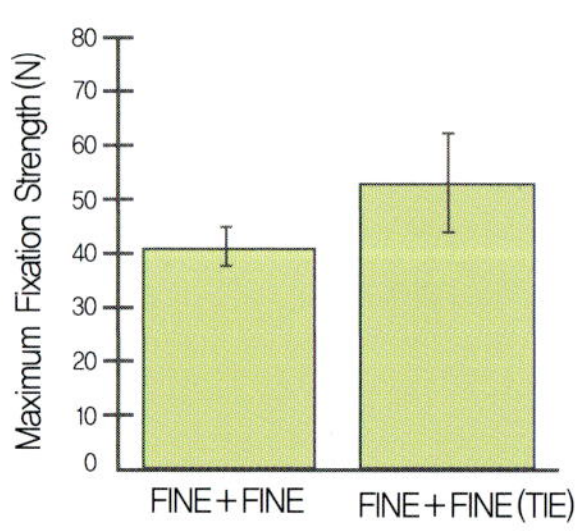

실 삽입의 여러 예시

** 실 공급사의 시술 동영상 교육자료를 게시해 놓은 경우 참조 **
예) 민트실 : 뷰티다움 허브 // 실루엣소프트 : 싱클레어스토어
** 주기적으로 진행되는 실 제조사의 웨비나 참조
** 라이브 세미나 참석 **

Case1: 한쪽에 6줄씩/ 가장 기본

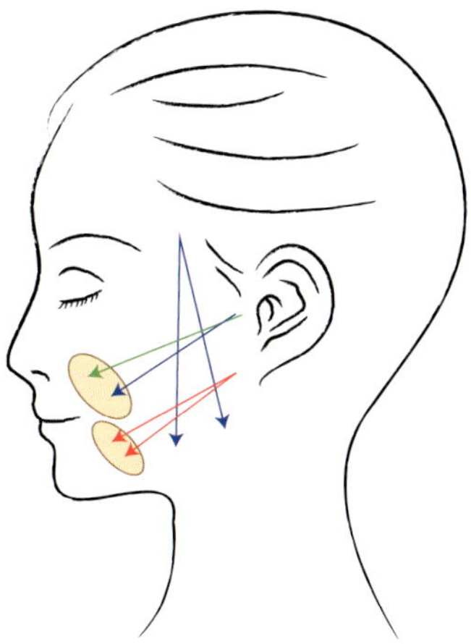

- 기본 bidirectional + 고정용 실 추가하여 넣을 수 있다.
- 타이를 해서 고정점 만들 수 있음

Case 2: 한쪽에 6줄씩/ 엽광대를 피해서 삽입하는 변형

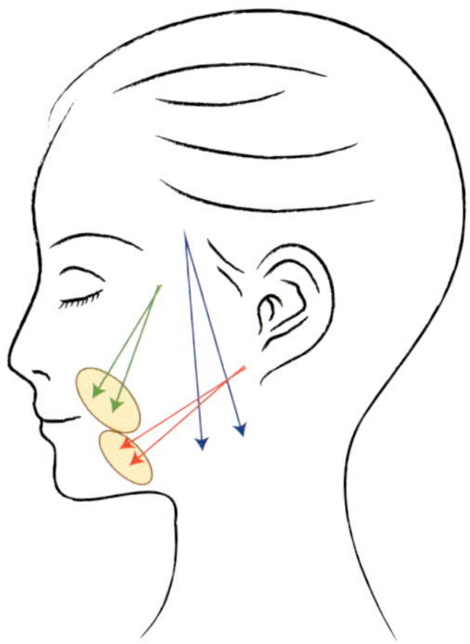

- 팔자주름 벡터는 Periorbital lig.를 고정점으로 활용(조금 짧은 실 사용)

다양한 확장 가능: 실 개수 늘리고 / 다양한 길이의 실 사용
고정용 실 함께 사용해서 당긴 조직 고정

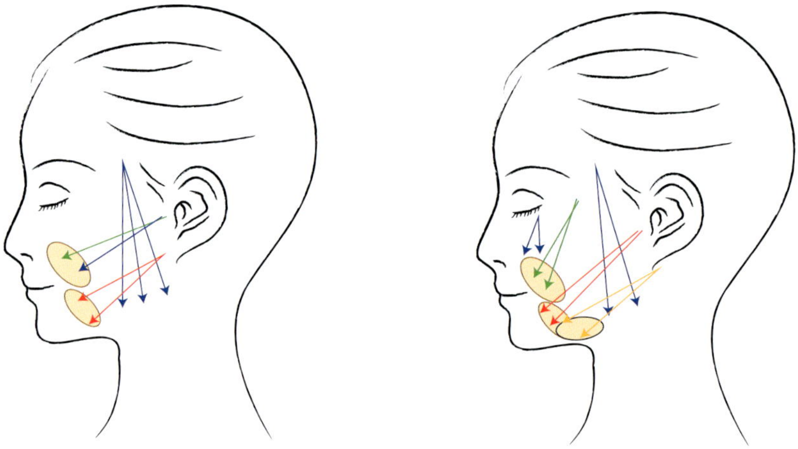

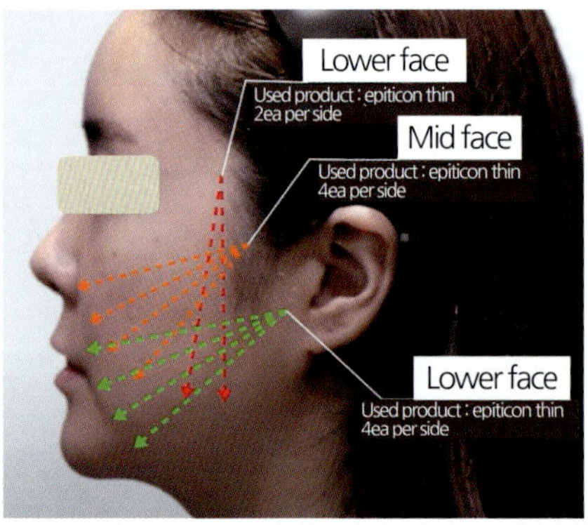

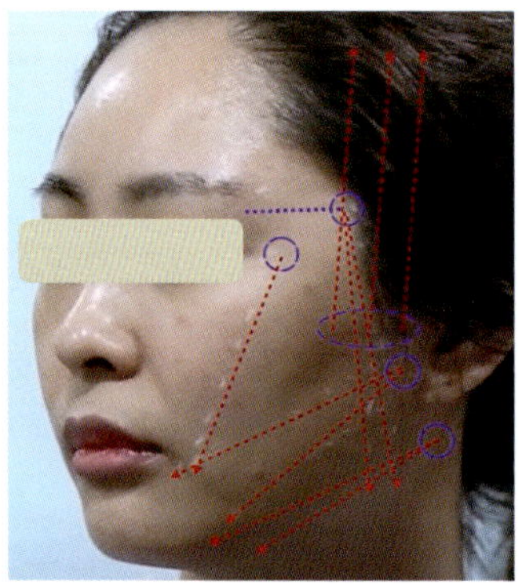

* 벡터 결정: 광대 큰 경우 주의(역방향 적극 활용)

* 자입점의 위치: 눈썹 끝 헤어라인/ tragus 앞/ 귓볼 끝

* 팔자라인과 마리오네트 라인을 넘어갈 것인가?

→ 큰 의미는 없다. 근육의 움직임이 많은 부위에 실끝이 위치하면 오히려 자극을 줄 수 있음

Reverse vector 활용법

: 주로 광대로 조직이 몰려 얼굴이 더 커져 보이는 현상을 예방할 수 있음

: zygoma나 얼굴 측면에서 자입점을 만들어서 측두쪽의 scalp를 향해 삽입

: 디자인시, 조직을 당겨봐서 가장 효과가 좋은 방향으로 디자인하기

- 역방향 4~5줄
- Nasolabial fat 리프팅 벡터 2줄~
- Jowl fat 리프팅 벡터 2줄 이상~

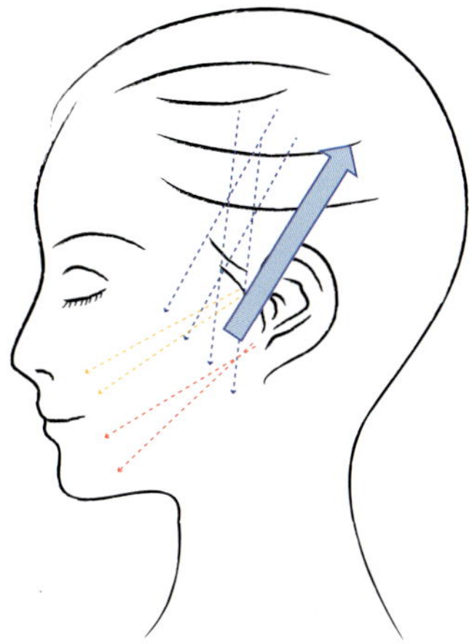

실루엣소프트: 다양한 디자인과 활용- 8콘, 12콘, 12S콘

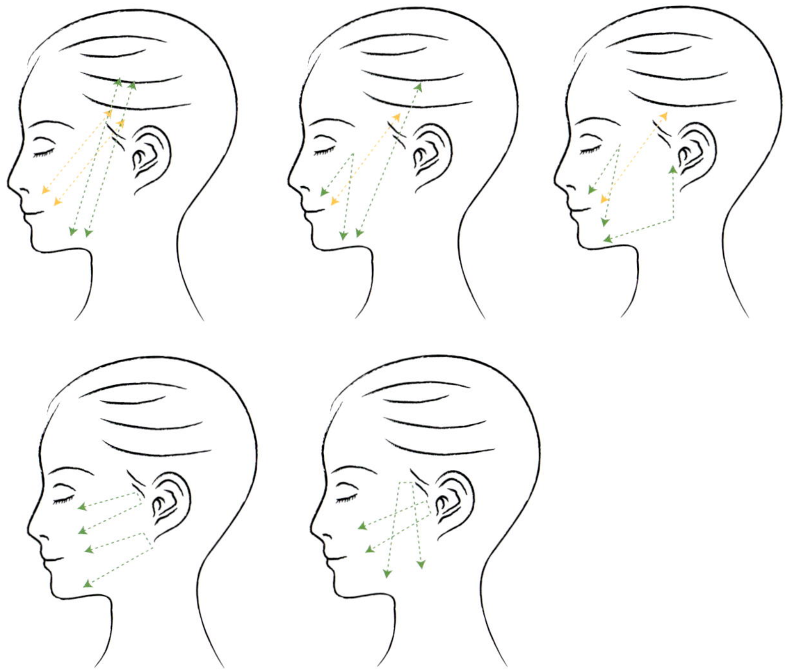

이마/ 눈썹 리프팅 : 중하안부 이용 실보다 짧은 실 사용하기

→ 헤어라인에서 눈썹 방향을 정방향으로 삽입하거나, 역방향으로 삽입

→ mobility 확인하기 (필요한 경우 케뉼라 박리)

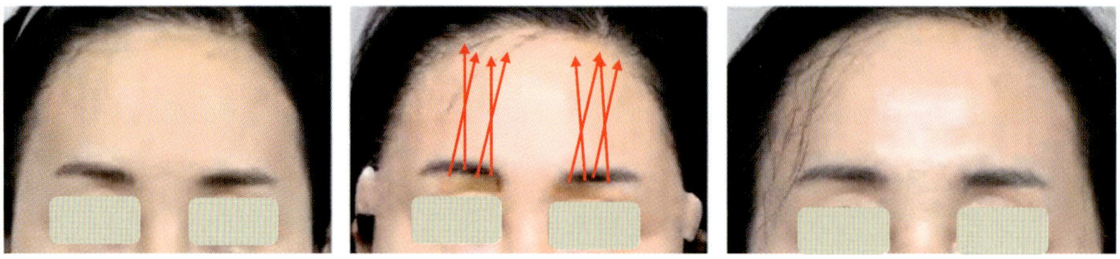

눈썹 거상을 원하는 경우: 처진 쌍꺼풀 라인 개선

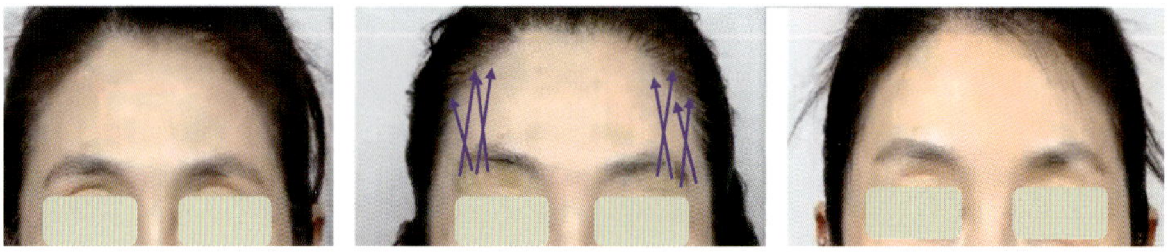

Lat.hooding이 있는 경우: reverse temporal vector (+/-)

얼굴 리프팅 요약

이마/ 눈썹 거상

- subgaleal plane에 깊이 넣어야 하며, 피부가 너무 얇은 경우 고려하지 않음
- 이마의 길이에 따라 적합한 실을 선택
- 180도형 돌기실보다 360도형 돌기실이 좀 더 적합할 수 있음

옆볼라인 리프팅

- 옆볼꺼짐이 있을 때, 턱라인 쪽으로 처진 조직의 재배치를 이용해 꺼진 부위로 조직이 모이게 실의 벡터를 조정해서 디자인

팔자주름 주변(중안면부) 리프팅

- 광대 크기, 방향 고려하기
- 필러 등의 채움 시술이 필요한 경우 많음
- 인디언주름(nasojugal groove)이 더 심해지지 않게 주의
- 앞볼의 조직을 모아주는 짧거나 긴 고정실 같이 사용하면 더 좋음

Jowl line 리프팅

- Jowl fat이 심한 경우는 지방분해 주사, 흡입 등의 시술을 먼저 하거나 울쎄라나 인모드 등의 EBD 시술을 병행하기도 함

이중턱의 실리프팅

이중턱의 원인

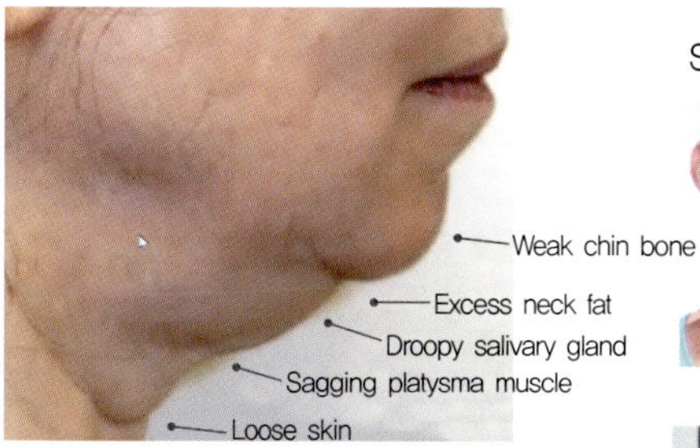

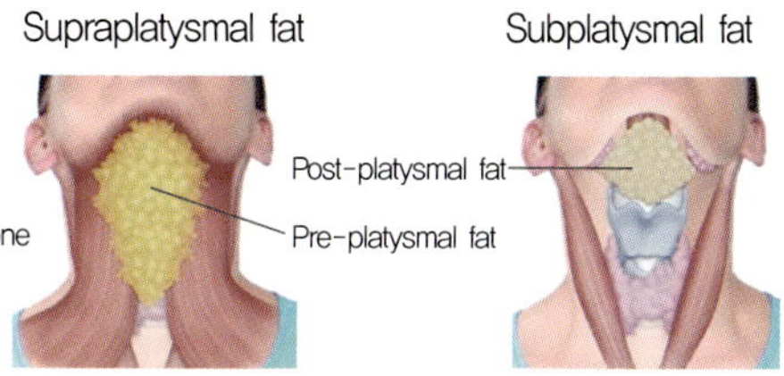

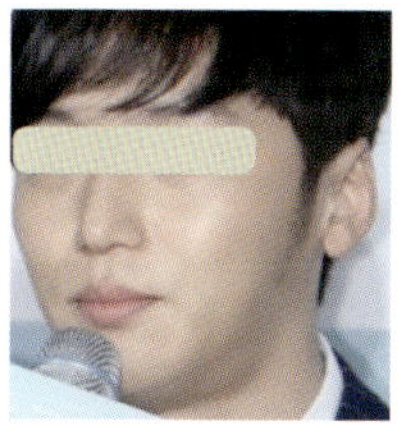

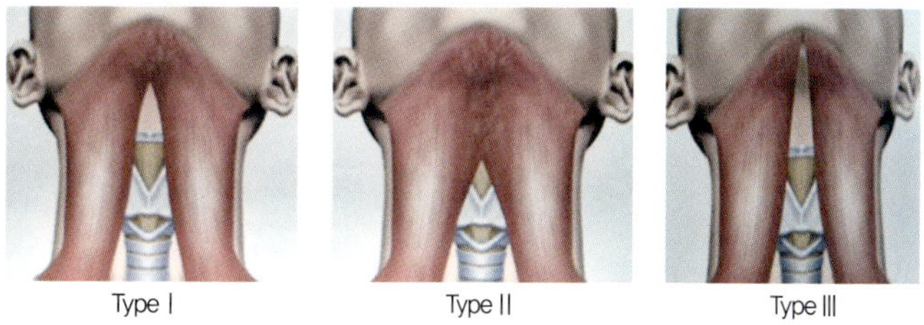

- 지방과다
- 피부탄력 저하
- 턱밑침샘 비대증
- Platysma m. 갈라짐
- 무턱

이중턱의 원인별 치료법

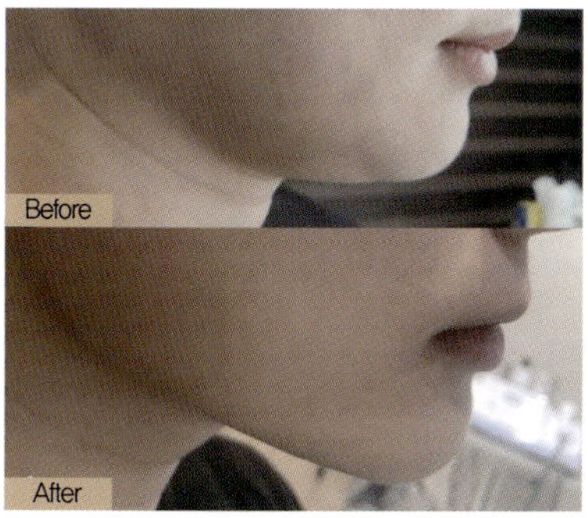

지방과다형: EBD+주사

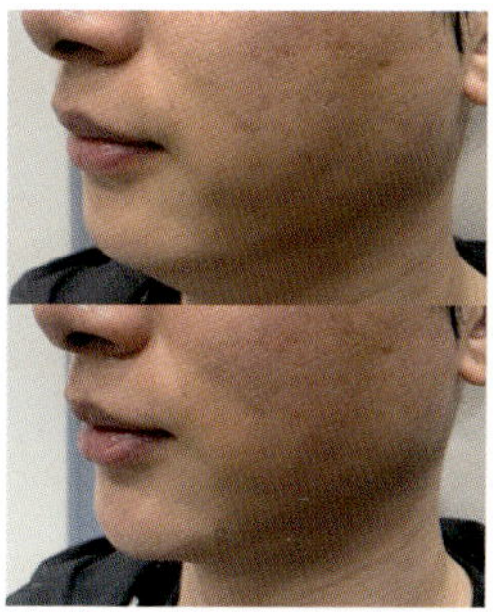

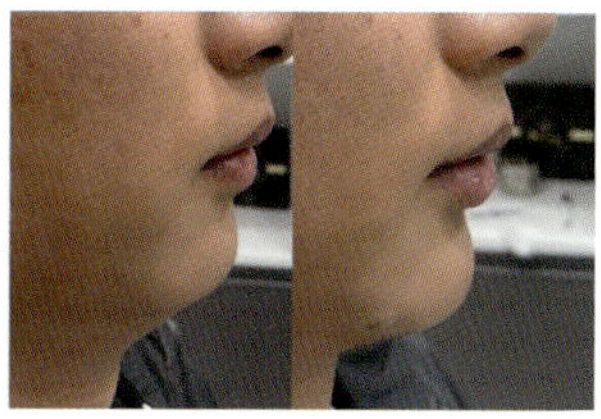

무턱형: 필러 2cc

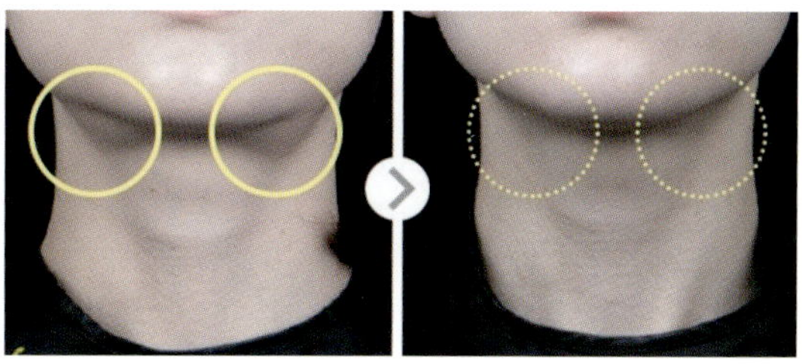

침샘비대증: 보톡스

이중턱 리프팅 디자인

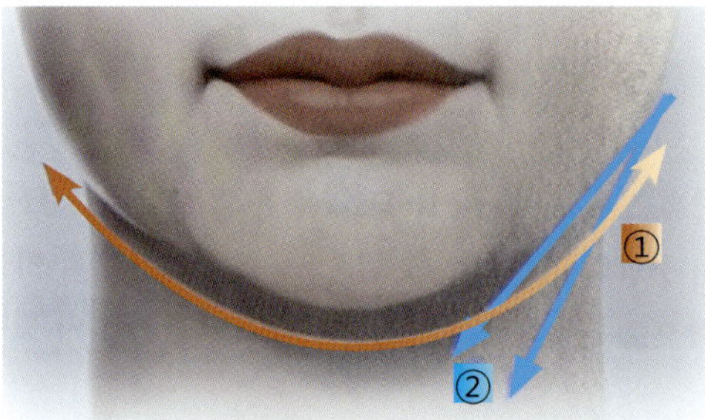

- 짧은 실
- 긴 실 (해먹형)

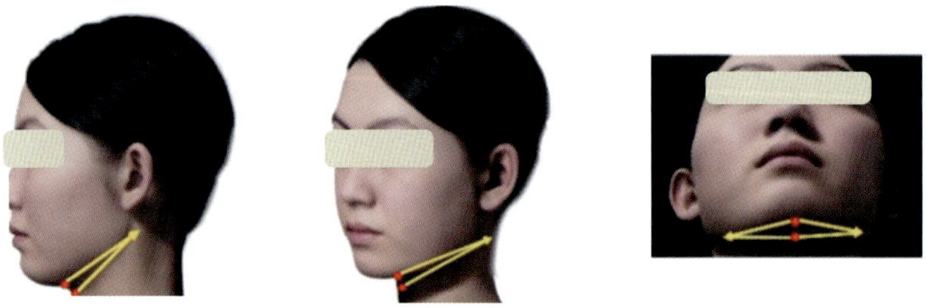

이중턱 실리프팅 시술 과정

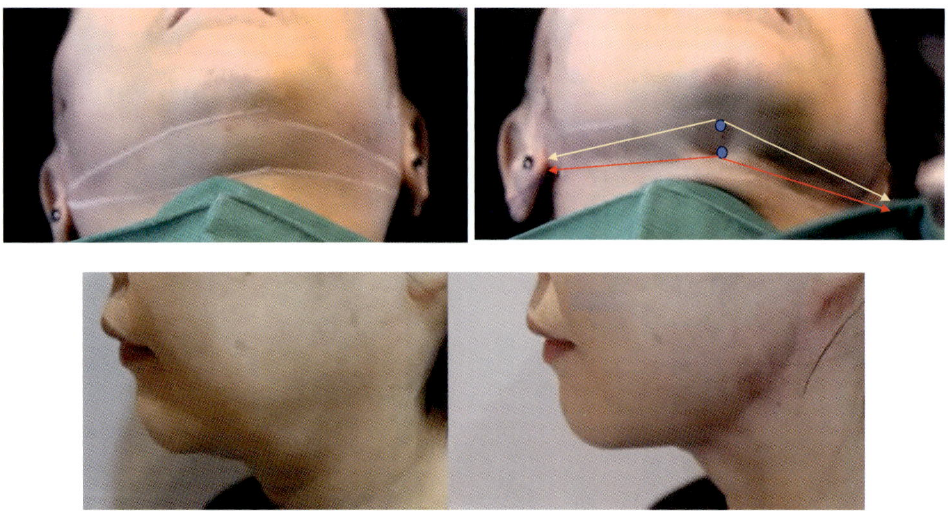

이중턱 실리프팅 경과 및 주의 사항

- 코그에 의해 울어 보이는 dimple 부분

  → 시간이 지나면서 점점 풀어짐

  (2~3주에 걸쳐 점점 좋아짐)
- 음식을 삼키거나 말을 할 때/ 목근육이 움직일 때 통증. 당김++
- 시술 대상을 잘 선택해야 함

  (중력의 영향을 가장 많이 받고, 움직임이 많은 부위라 효과가 짧은 편)

  특히, 지방층이 두꺼운 경우 효과 떨어짐

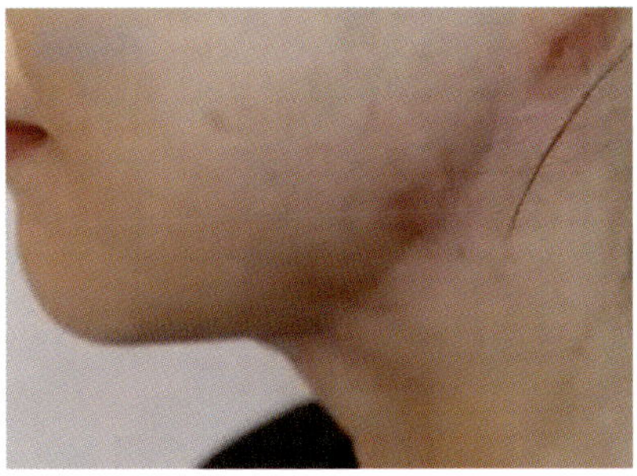

볼륨 증강실 - 잼버실/ 스캐폴드실/ 아이쓰레드/옥토트위스트...

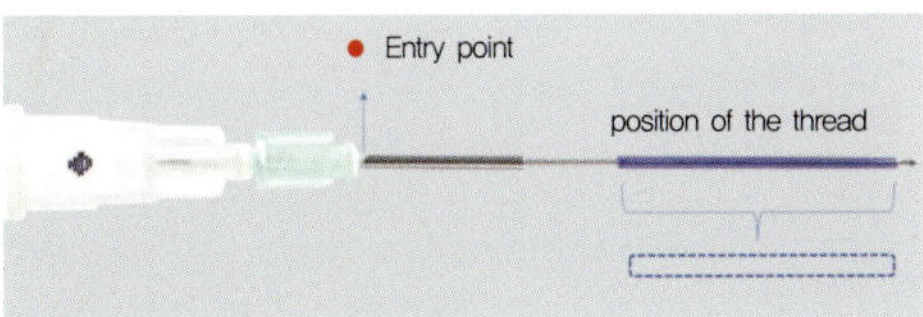

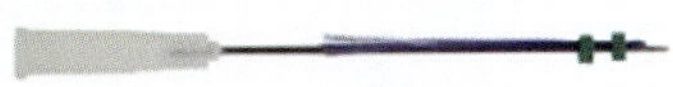

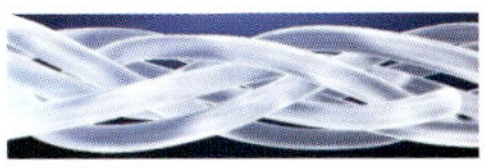

미간 잼버실과 모노실의 활용

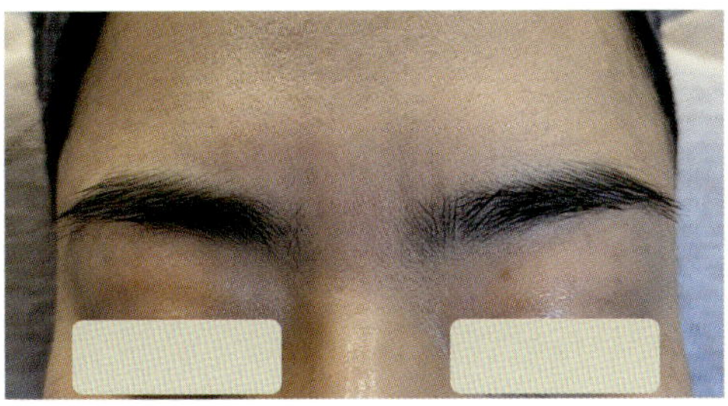

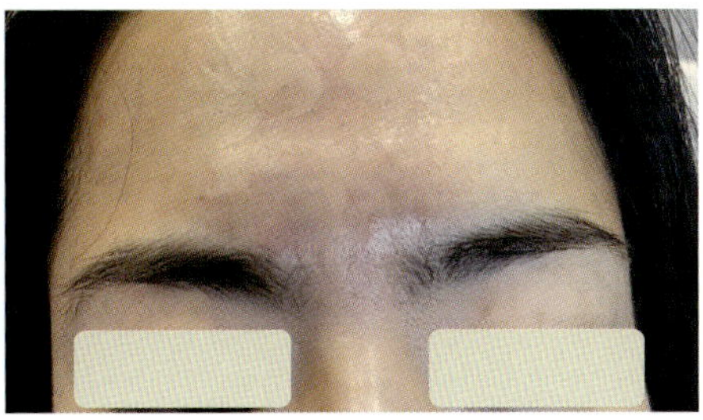

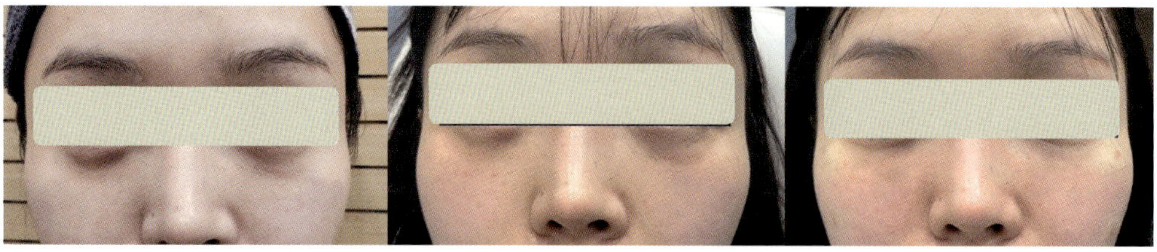

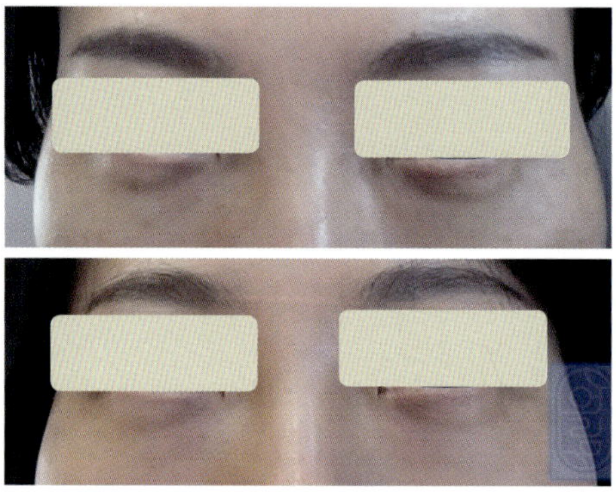

눈밑 잼버실 각 2줄씩 시술 전/ 직후

잼버실

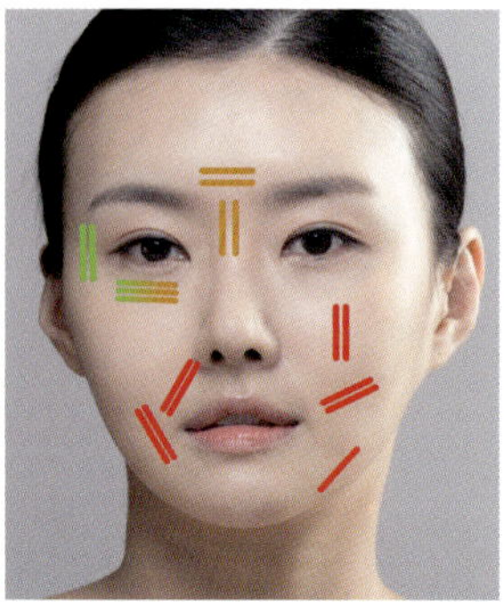

제품 구분	제품 약어	시술 부위
	JAMBER F 2360(CN)	팔자, 턱라인, 마리오네트, 앞 광대, 볼꺼짐 개선
	JAMBER F 2550(CN)	눈 밑, 이마 주름, 미간
	JAMBER I 2750(CN)	눈 밑, 이마 주름, 크로우핏 개선

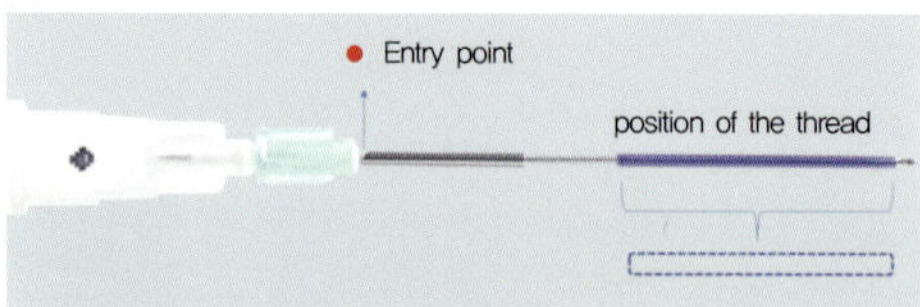

RECOMMENDATION

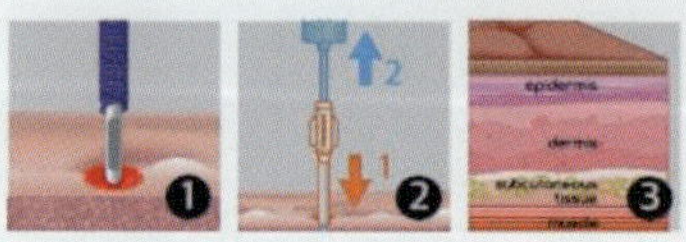

❶ 엔트리 포인트는 캐뉼라 게이지보다 크게 펑쳐해주세요.(18G 권장)

❷ 보조관을 끝까지 밀어 넣은 후 캐뉼라를 뽑아주세요.

❸ 일반적인 시술시 레이어는 Subcutaneous를 권장하나, 부위별 특성상 눈밑, 볼꺼짐, 인디언밴드 등 시술시 레이어를 더 깊은 곳을 요하는 부위는 충분히 깊게(Deep-Subc) 시술하길 권장합니다.

스캐폴드실

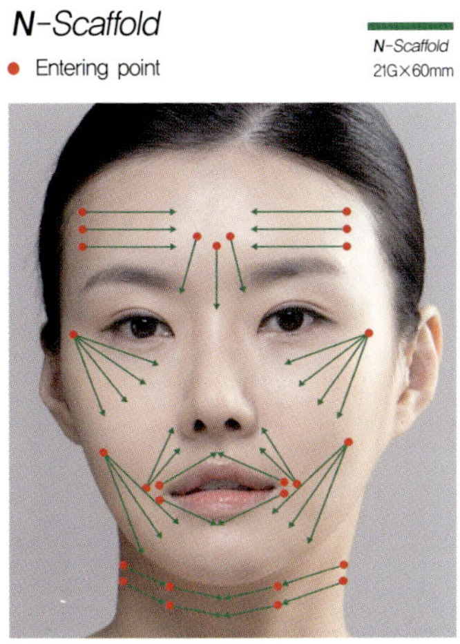

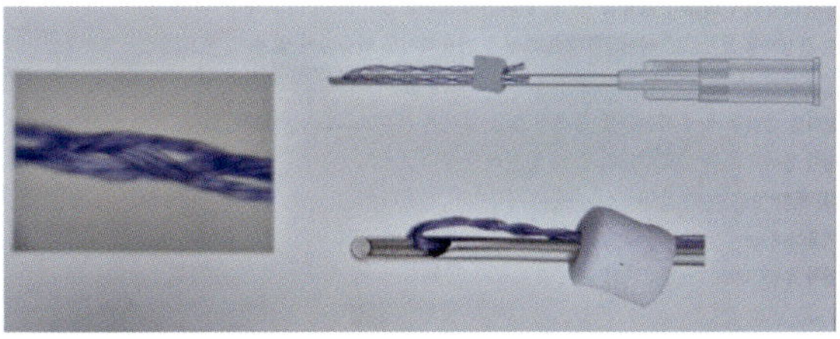

여러 가닥의 모노실을 꼬아놓거나 모아 만든 볼륨형 PDO

** 얼굴의 움직임과 실의 방향을 잘 고려하여 삽입해야 실이 빠져나오면서 생기는 부작용 방지할 수 있음

사례) 미간 옥토트위스트(8가닥) 삽입 후 실끝 튀어 나오면서 모낭염 ...

볼륨실의 효과

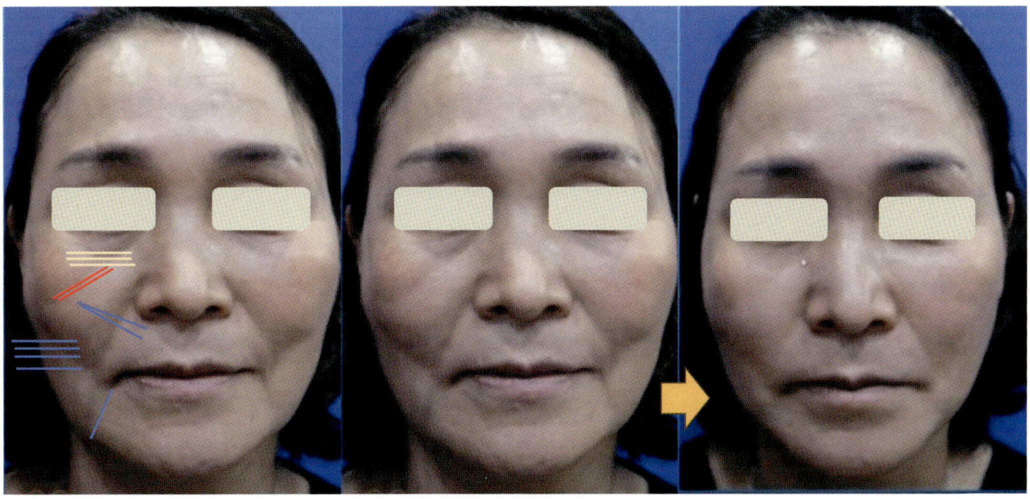

한쪽당 12개의 잼버실 사용

(출처: 잼버실 교육영상)

실리프팅의 부작용과 처치

실리프팅이 부적절한 경우들

1. 피부 처짐이 매우 심한 경우

- 실로 들어올릴 수 있는 범위를 넘어선 심한 처짐 → 거상술이 필요한 케이스

2. 피부가 매우 얇거나 탄력이 너무 부족한 경우

- 실이 피부를 지지하지 못하거나 피부 밖으로 비칠 위험이 있음

3. 피부가 두껍고 단단하여 조직의 유동성이 별로 없는 경우

4. 혈액응고장애 또는 항응고제 복용 중인 경우

- 멍, 출혈, 혈종 등의 부작용 위험→시술 전 항응고제 복용 중단 여부 반드시 상담 필요

5. 심한 켈로이드 체질

- 실 삽입 부위나 조직 반응으로 인해 과도한 흉터 형성 가능성

6. 비현실적인 기대를 갖는 경우

- 실리프팅은 "비수술적 리프팅"으로, 수술만큼의 리프팅 효과는 어려움
- 환자의 기대치와 실제 효과 간 괴리가 큰 경우 시술 후 불만족 가능성

실리프팅의 부작용

• 가장 큰 부작용

" 효과가 없거나 너무 짧다. "

** 효과와 지속 기간의 문제

: 실 삽입의 개수/ 종류,

테크닉의 문제

Table 1. Factors influencing the outcome of thread lifting.

Factors Influencing the Outcome of Thread Lifting
1. Materials of Threads
2. Thickness of Thread: Tensile Strength
3. Shape, Location, and Number of Cogs: Anchoring and Holding Strength
4. Direction of Cogs
5. Insertion Depth of the Threads According to the Toughness of Tissues
6. Selection of Appropriate Lifting Vector and Fixing Point According to Facial Area
7. Difference Between Flap and String Methods
8. Expiration Date of Absorbable Threads

** 실리프팅 후 초기 2주 간의 흔한 증상 **

- 입을 크게 벌리거나 움직일 때 두둑 두둑 소리가 나고, 아프다.
- 음식을 씹을 때 측두 부근이 아프다.
- 얼굴이 더 커졌다 → 붓기의 하방 이동

1. 딤플링 현상

: 실이 들어간 부위 주변으로 피부가 꺼지는 현상으로, 실을 과도하게 당겨 조직을 과하게 물리게 하는 경우 또는 실의 주행 깊이가 균일하지 않아서 얇은 부위의 실의 돌기가 피부를 찝어 걸린 경우에 발생

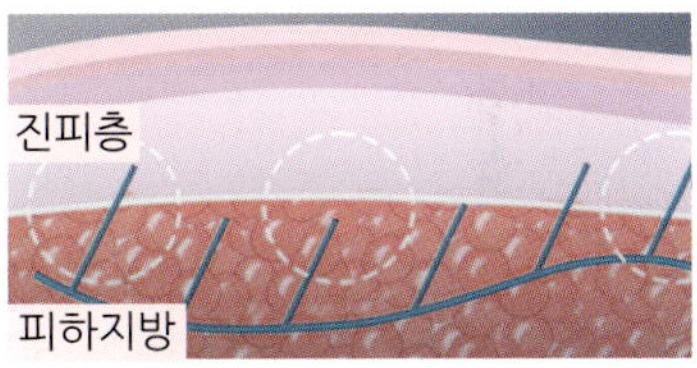

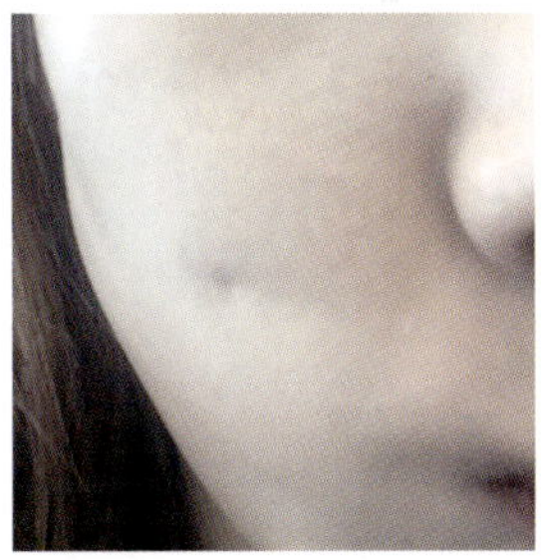

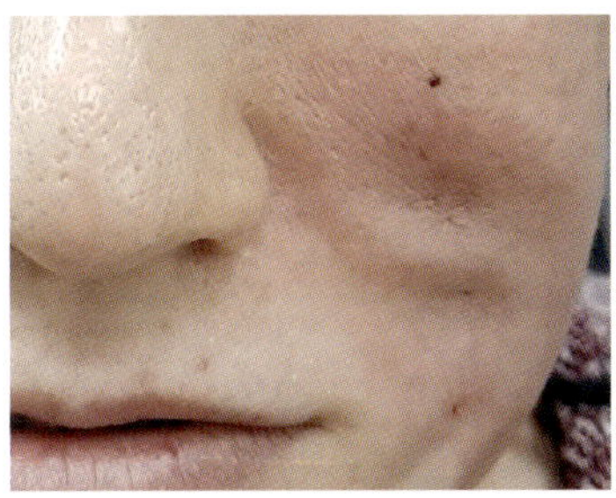

* 대처:

- 물린 부위의 피부 주변을 강하게 눌러 마사지하거나 당겨서 물린 피부의 코그를 풀어 줌/ 입을 벌려 입안에 손을 넣고 볼을 당기면서 몰딩
- 딤플이 시술 중에 발견된 경우라면 과한 견인을 바로 조정해주거나 얇게 들어간 것이 확인된다면 바로 실을 제거하고 다시 적당한 층에 실을 삽입해야 함
- 시간이 흐른 뒤에 발견됐으나 마사지로 해결되지 않는 경우에는 HA필러를 주입, 딤플링이 있는 부위의 피부층을 박리하면서 채울 수 있음

2. 두통

- 리프팅 시술 직후에 며칠 동안 일시적으로 발생
- 이마나 관자 주변 두피의 측두엽 부근으로 고정을 하려고 실이 주행한 경우
- 시술 후 일주일 전후로 호전되며, 그 기간 동안은 진통제 복용 권고

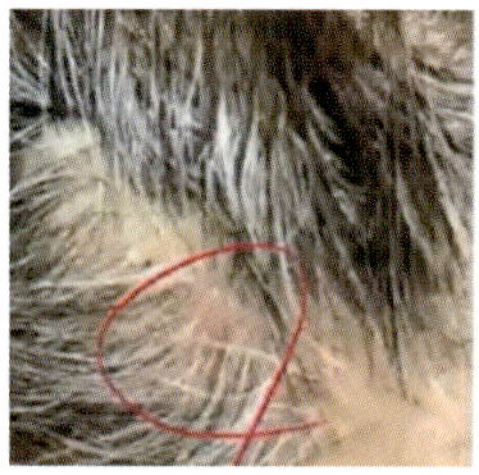

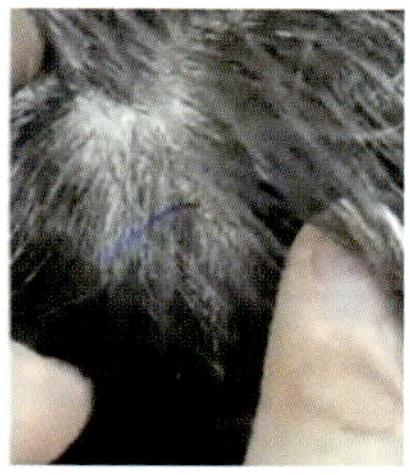

3. 실 끝이 튀어나와 뾰루지처럼 만져지는 경우

- 삽입된 실이 부분적으로 끊어지면서 끊어진 실 끝이 피부를 찔러 염증을 일으키는 현상
- 시술 실의 종류도 중요한 요인이 되므로, 상대적으로 인장력이 약한 컷팅형 코그실 보다는 인장력이 강한 몰드형 코그실을 사용하는 것이 좋음

→ 치료: 튀어나온 부위의 아주 작은 절개를 내어 끊어진 실을 최대한 제거하는 것이 향후 문제가 반복되는 것을 예방할 수 있음

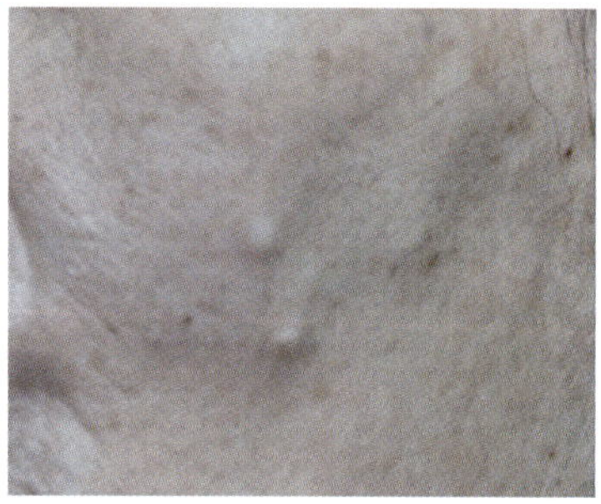

4. 실의 라인이 보이는 경우

- 의사의 부주의 때문
- 피부가 너무 얇은 환자의 경우는 실리프팅을 아예 하지 않거나 다른 경우보다 훨씬 깊은 피부층에 실을 삽입해야 함
- 실을 삽입하고 있는 중에도 실이 적당한 층에 균일하게 주행하게 삽입해야 함
- 해결책: 실의 라인이 보이는 곳에 필러를 주입해 보거나 작은 절개를 해서 실을 제거

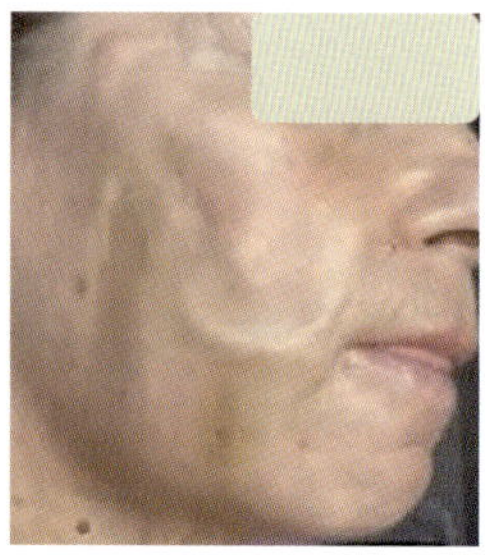

5. 비대칭 현상

- 시술 전부터 갖고 있는 비대칭 가능성 배제
- 조금 리프팅이 덜 돼서 비대칭으로 보인다면, 최초 시술 1달 이후에 실을 보강/ EBD 활용

6. 감염

- 시술 중 이물질들에 의해 실 자입점의 오염이 원인
- 특히 헤어라인 인근 부위 : 머리카락이나 거즈 찌꺼기 주의
- 시술 전과 직후에 실 삽입부를 잘 확인하고 마무리
- 삽입부의 감염에 의한 염증이 생긴 경우, 항생제와 소염제 복용/ 경과관찰

7. 일반적인 붓기와 혈종

- 시술 중에 마취를 위해 마취용액을 과도하게 주입했거나, 심부에서 피가 난 경우에 발생
- 시간이 지나면서 없어짐
- 초기 붓기와 멍은 3일 정도는 냉찜질이 도움이 되며, 이후에는 온찜질
- 작은 혈관이 터져 피가 많이 나서 혈종이 심하게 잡혔다면 히알라제 주사를 주입해서 조금 더 빨리 풀어줄 수는 있음
- 일주일 간격 LDM 관리

8. 광대가 더 커져 보이는 현상 - 역삼각형 모양, 사마귀상

- 시간이 지나면 광대 방향으로 몰렸던 조직들이 조금씩 아래로 내려가게 되면서 자연스러워지므로 경미한 경우 1달 정도는 기다림
- 예방하는 것이 중요. 실을 넣기 전 디자인을 하는 단계에서 광대가 발달한 경우에는 실의 벡터와 주행방향을 조정하여 넣기

기타 부작용 : 침샘 손상, 육아종

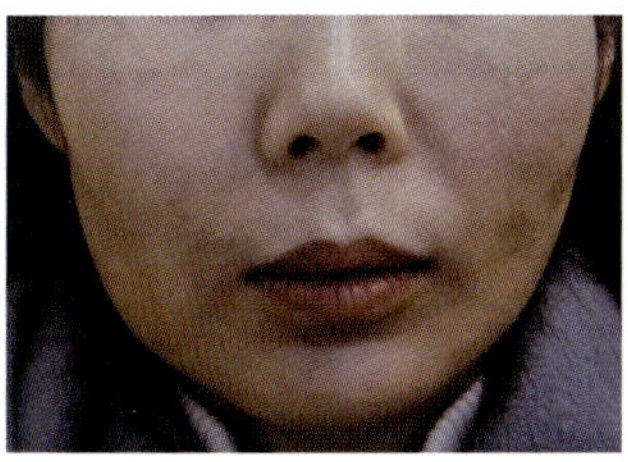

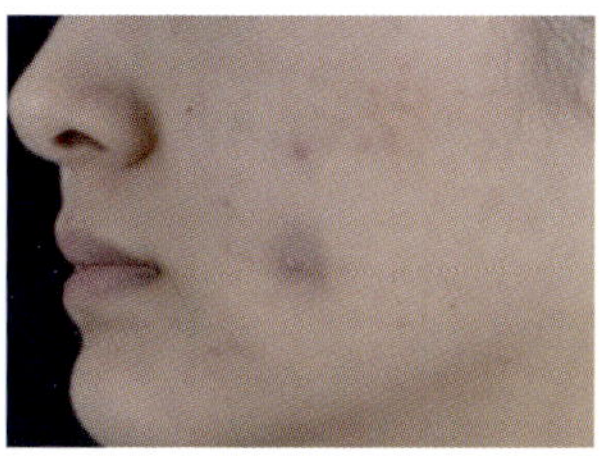

실을 제거해야 하는 경우

1. 실이 끊어져서 실 끝이 만져지거나 튀어나온 경우
2. 실이 비춰 보이거나(실의 색깔: 블루→ 투명해짐) 만져지는 경우
   → 시술 시 실을 너무 얇게 삽입한 경우이므로, 시술 시 주입층을 잘 찾아 넣고, 시술 중에 확인이 됐다면 당일 잡아당겨 제거한다.
3. 2~3주 내에 통증이 심하거나 모양이 마음에 들지 않아 강하게 제거를 원하는 경우 (실의 색깔 변화 때문에 3주 이상 지나면 제거 힘듦)→ 제거보다는 다른 방법을 이용해서 얼굴형 교정해 줌

** 실의 형체가 만져지지 않으면 실을 제거할 수 없음
대부분의 불편함은 실의 돌기가 부드러워지고, 실이 점점 녹으면서 소실되는 경우가 많아서 제거가 용이한 경우가 아니면 일단 지켜봄

** 만져지지 않는 실을 찾아 제거하는 것 = 모래에서 바늘 찾기
→ 조직의 손상을 많이 줄 수 있다.

실 제거하는 방법

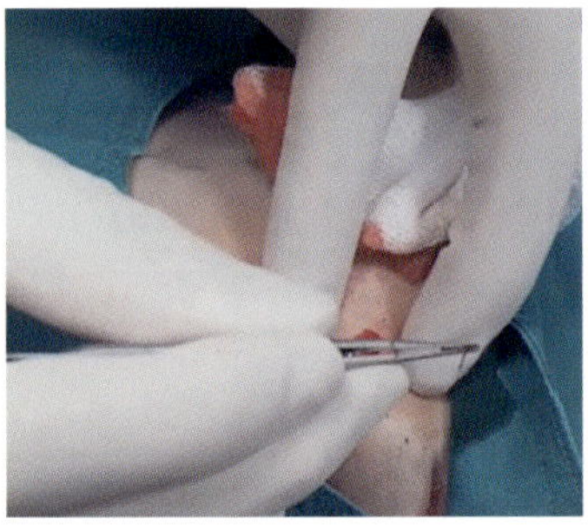

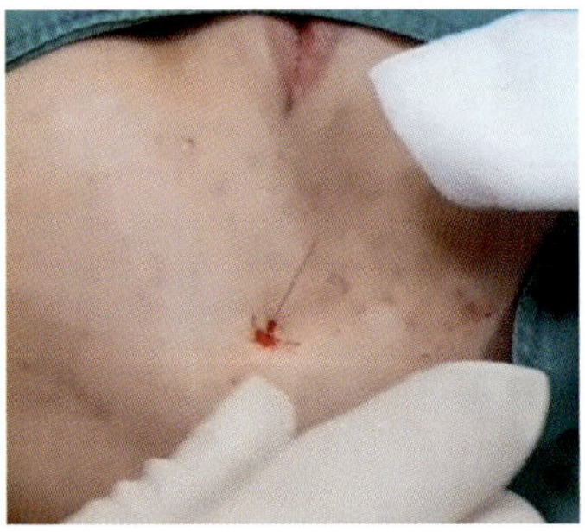

- 보통 실이 끊어지면서 실끝이 만져지는 경우가 많음 (실의 질 / 유효기간/ 보관 방법 주의하기)
- 환자의 자세나 표정 변화에 따라 만져지던 실이 숨기도 함
- 실이 만져지지 않으면 실을 찾아 제거하기 힘듦
- 시술 부위를 특정하고 마취주사를 하는 경우에도 주사에 의해 위치 확인 어려워지기도 함
- 환자와의 라포가 깨질 수 있음 주의

<제거 방법>

- 위치를 특정 → 마취 최소화 → 11번 블레이드(3mm)/18G니들로 incision → tooth 있는 미세포셉(비숍)으로 실 가닥을 찾아 잡아 빼기
- 타이한 경우 최대한 당긴 후 cutting → 몰딩

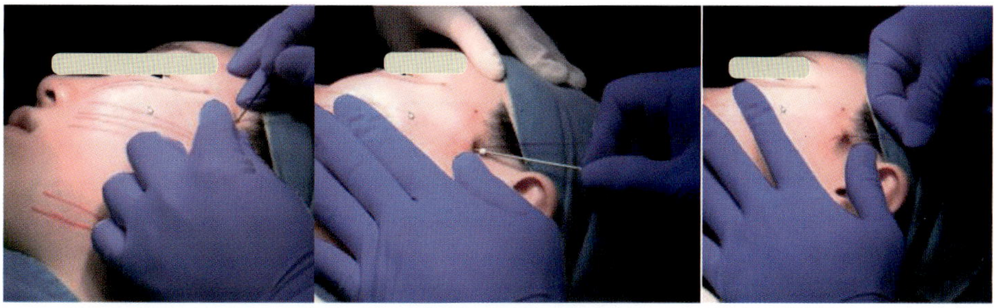

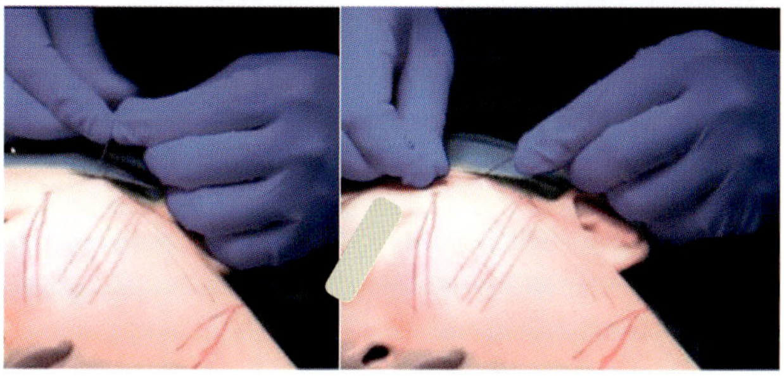

1. 자입점 pucture
   (타이 할 경우 벌려주기)
2. 실 삽입(보통 vertical → 위에서 아래로)
3. 조직을 적당히 당김
4. 타이: 2회
5. 컷: 매듭이 피부 속에 묻힐 수 있게 밀어 넣음
   타이 안 한 경우, 가위로 조직을 눌러 실을 최대한 당겨 자르기

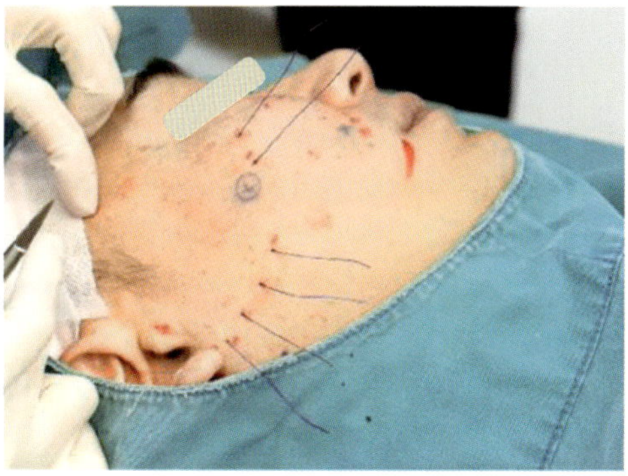

리버스 벡터 사용 예시
: 4~6줄/ side

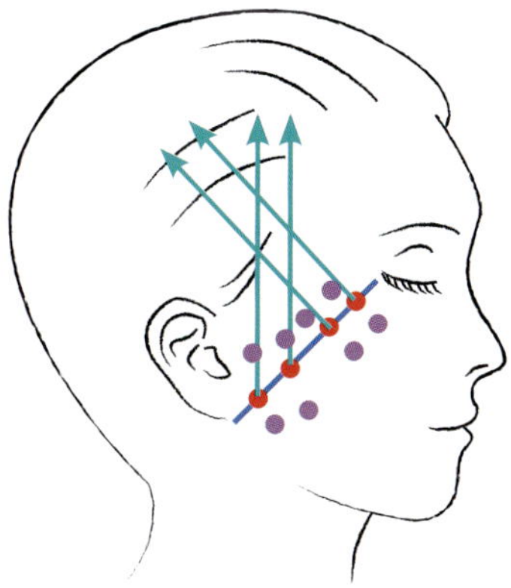

광대가 발달한 정도에 따라서
눈끝과 귓볼끝을 연결한 선에서 안쪽 ~바깥쪽으로 주입 포인트 조정하여 실리프팅 후 광대가 더 커져 보이고 넓적해 보이는 현상 예방

실루엣소프트의 디자인과 시술

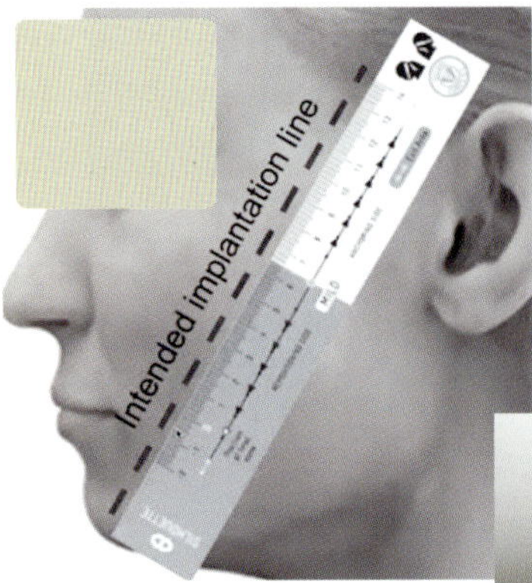

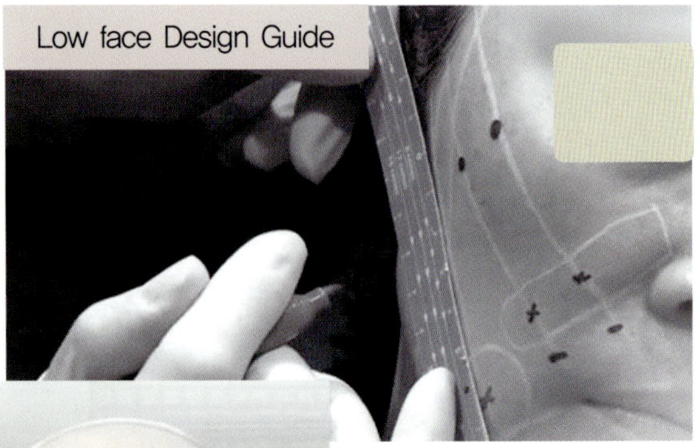

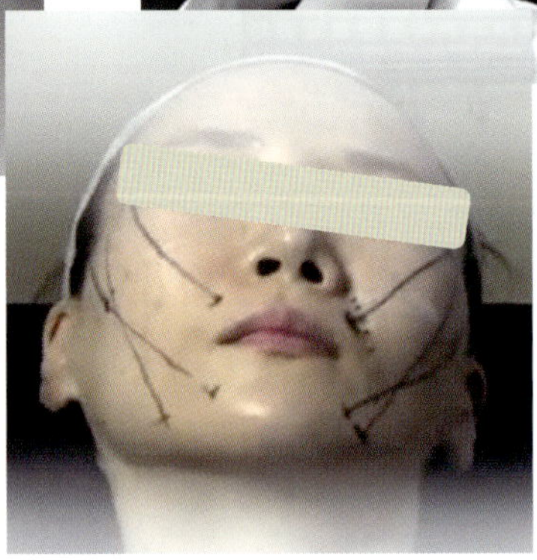

자입점의 위치/
마지막 콘의 위치/
니들 exit 위치 표시

Case) 중안면부 간단 실리프팅

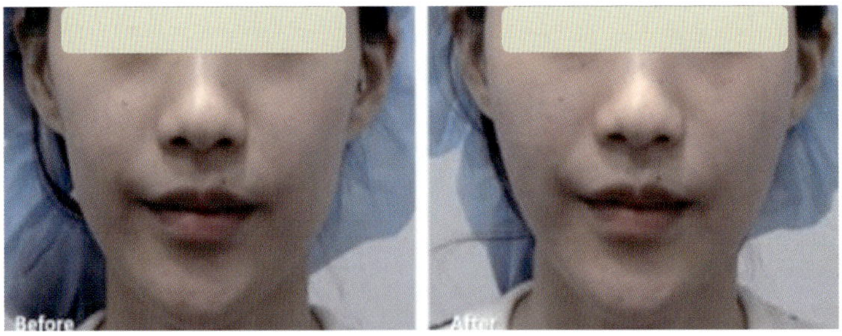

짧은실 (민트업, 6cm 케뉼라) 2줄+긴실 2줄 (민트픽스)

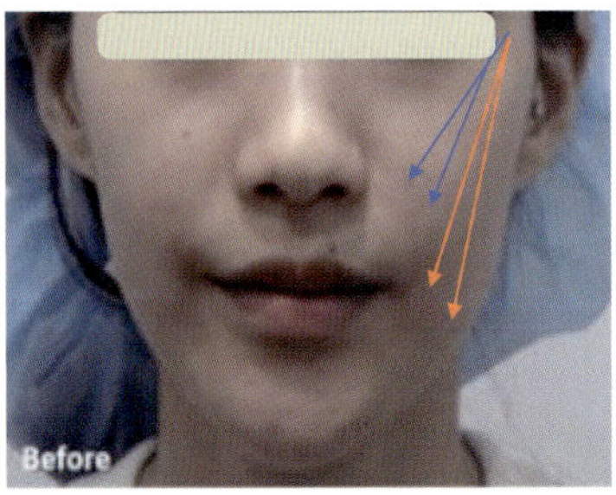

(출처: 민트웨비나)

민트실 (6+6)줄+마리오네트/ 턱 필러 1cc

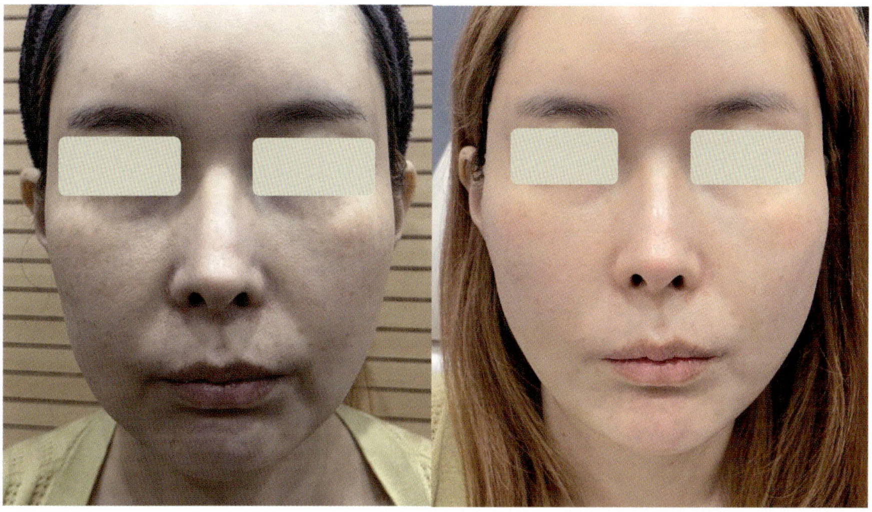

민트 (4+4줄) : 심부볼 리프팅

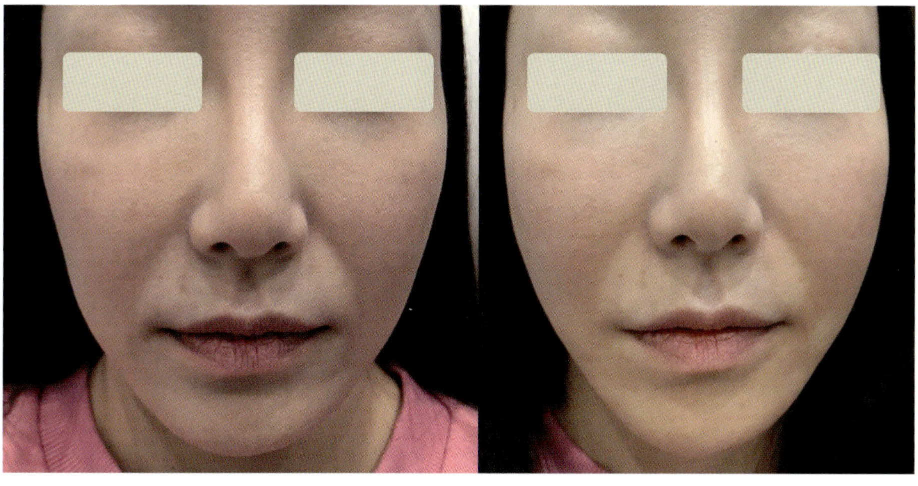

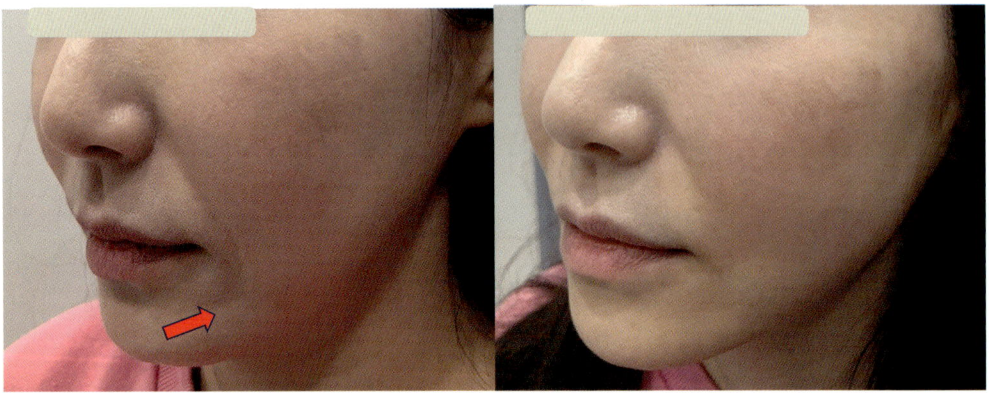

실리프팅 (실루엣소프트/ 민트실 혼합) + 턱끝필러 1cc 1주일 후

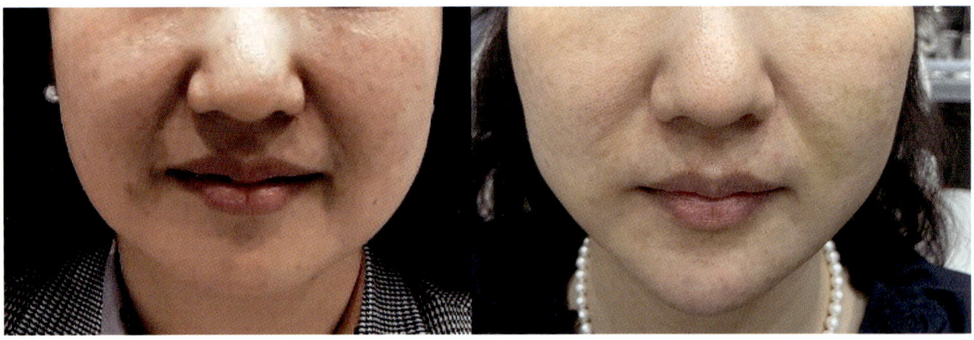

민트 6+6줄 사용

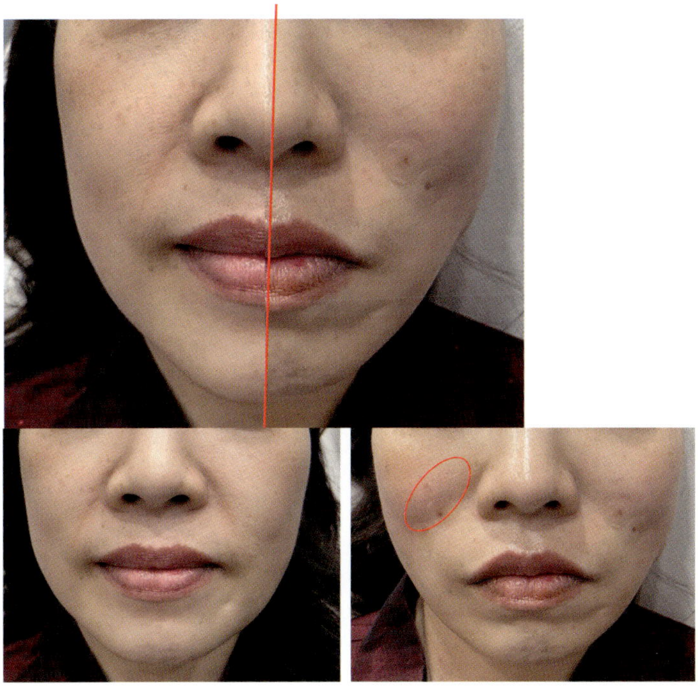

이중턱 리프팅: 민트 이지 (해먹형) 2줄 사용

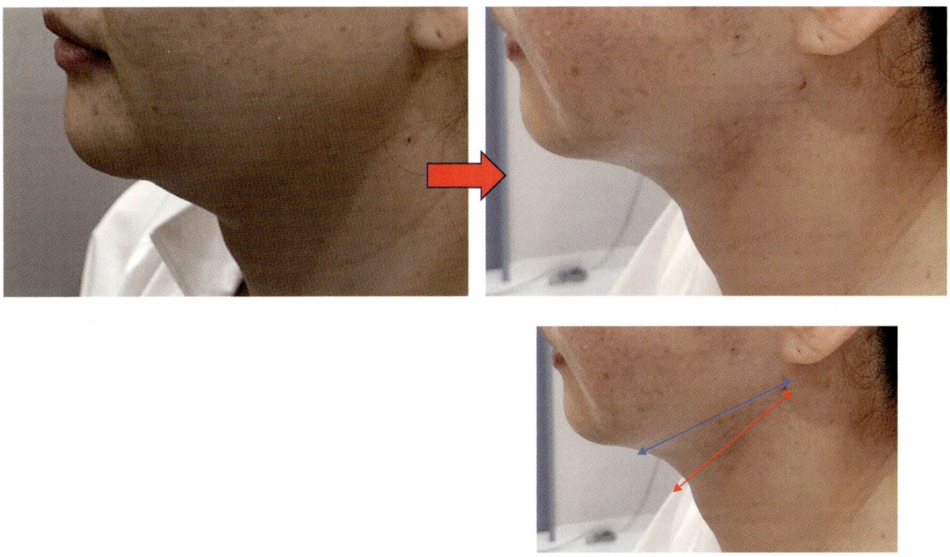

실리프팅 수가 결정:
리프팅 술기 자체 vs 실의 개수

- 한 쪽당 **한 부위에 최소 2~4줄** 사용
- 일반적인 실의 원가: 1~2만원 사이/ SS: 12만원 내외
- 시술 수가: 보통 실 개수에 좌우됨

실을 많이 사용하는 경우 200~400만원까지 시술 가 차이

실리프팅 시술 초반기의 유의사항

1. 피부 층을 잘 확인하여야 한다.
   (한 줄의 실이 균일한 층을 통과하도록 함)
   → 넣다가 빼서 다시 넣을 때 주의하기
   (케뉼라 뒤를 눌러 실이 조직에 걸리지 않게 고정하면서 주입하고,
   층이 확실할 때 막은 손을 떼고 빼기)

2. 욕심내서 당기지 않는다.
   (누워있을 때의 텐션과 앉을 때의 텐션이 다름 주의)
   → 부족하면 더 넣어 주거나 EBD 고려하는 게 더 좋음

3. 효과가 적더라도 초반에는 짧은 코그실, 픽스실을 더 활용해 감각을 익힌다.

4. 리버스 벡터를 많이 활용한다.

경청해 주셔서 감사합니다

피부·미용 시술동영상과 저자 직강 녹음강의로 쉽게 배우는

리프팅 스킨부스터·고주파 하이푸·실리프팅

실전 진료 매뉴얼

저 자 서준빈, 송은경
발행인 진원일
발행처 닥터스북
주 소 서울시 구로구 구로중앙로 207 오퍼스1 511호
전 화 02) 445 3004
팩 스 02) 445 9004
발행일 인쇄 2025년 9월 9일
발행 2025년 9월 16일
ISBN 979-11-85065-45-8
정 가 80,000원